全国中等卫生职业教育规划教材
供护理、助产及其他医学相关专业使用

中医护理

（修订版）

主　编　韩新荣　朱文慧
副主编　许继艳　胡大胜　丁炳干　赵顺祥
编　者　（以姓氏笔画为序）
丁炳干　江苏省宿迁卫生中等专业学校
朱文慧　郑州市卫生学校
许继艳　包头医学院职业技术学院
苏玉茹　北京市海淀区卫生学校
赵顺祥　南昌市卫生学校
郝瑞婷　鄂尔多斯市卫生学校
胡大胜　安徽阜阳职业技术学院
韩新荣　内蒙古医科大学护理学院
魏　毅　西安市卫生学校

科学出版社
北　京

内 容 简 介

本书主要包括中医学的基础理论和基本技能、诊法与辨证、方药施护、针灸推拿疗法和临床常见病证中医护理等内容，重视学生动手能力的培养，使学生通过学习，掌握中医护理学的基础理论、基本知识和常用技术，并能在中医学理论指导下，运用中医护理理论和技能，按照中医护理程序对临床常见病、多发病实施护理，成为德才兼备的实用型人才。

本书供全国中等卫生职业学院护理、助产及其他医学相关专业使用。

图书在版编目(CIP)数据

中医护理 / 韩新荣，朱文慧主编 . —修订本 . —北京：科学出版社，2016
全国中等卫生职业教育规划教材
ISBN 978-7-03-048674-5

Ⅰ. 中… Ⅱ. ①韩… ②朱… Ⅲ. 中医学-护理学-中等专业学校-教材
Ⅳ. R248

中国版本图书馆 CIP 数据核字(2016)第 127401 号

责任编辑：郝文娜 杨小玲 / 责任校对：桂伟利
责任印制：徐晓晨 / 封面设计：黄华斌

科学出版社出版
北京东黄城根北街 16 号
邮政编码：100717
http://www.sciencep.com
北京虎彩文化传播有限公司 印刷
科学出版社发行 各地新华书店经销
*
2016 年 6 月第 一 版 开本：787×1092 1/16
2019 年 2 月第三次印刷 印张：9
字数：207 000

定价：22.00 元

(如有印装质量问题，我社负责调换)

全国中等卫生职业教育规划教材
教 材 目 录
（修订版）

1	解剖学基础	于晓谟	袁耀华	主编
2	生理学基础	柳海滨	林艳华	主编
3	病理学基础	周溢彪	刘起颖	主编
4	生物化学概论		高怀军	主编
5	病原生物与免疫学基础	饶洪洋	张晓红	主编
6	药物学基础	符秀华	付红焱	主编
7	医用化学基础	张彩霞	张　勇	主编
8	就业与创业指导	丁来玲	万东海	主编
9	职业生涯规划		宋建荣	主编
10	卫生法律法规		李云芝	主编
11	信息技术应用基础	张伟建	程正兴	主编
12	护理伦理学		王晓宏	主编
13	青少年心理健康		高云山	主编
14	营养与膳食指导	靳　平	冯　峰	主编
15	护理礼仪与人际沟通	王　燕	丁宏伟	主编
16	护理学基础	王　静	冉国英	主编
17	健康评估	张　展	袁亚红	主编
18	内科护理	董燕斐	张晓萍	主编
19	外科护理	王　萌	张继新	主编
20	妇产科护理	王春先	刘胜霞	主编
21	儿科护理	黄力毅	李砚池	主编
22	康复护理	封银曼	高　丽	主编
23	五官科护理		陈德荣	主编
24	老年护理		生加云	主编
25	中医护理	韩新荣	朱文慧	主编
26	社区护理		吴　苇	主编
27	心理与精神护理		杨明荣	主编
28	急救护理技术		杨建芬	主编
29	护理专业技术实训		曾建平	主编
30	产科护理	潘　洁	李民华	主编
31	妇科护理	王月秋	吴晓琴	主编
32	母婴保健	王海燕	王莉杰	主编
33	遗传与优生学基础	田廷科	赵文忠	主编

全国中等卫生职业教育规划教材
修 订 说 明

《全国中等卫生职业教育规划教材(护理、助产专业)》在编委会的组织下,在全国各个卫生职业院校的支持下,从2009年发行至今,已经走过了8个不平凡的春秋。在8年的教学实践中,教材作为传播知识的有效载体,遵照其实用性、针对性和先进性的创新编写宗旨,落实了《国务院关于大力发展职业教育的决定》精神,贯彻了《护士条例》,受到了卫生职业院校及学生的赞誉和厚爱,实现了编写精品教材的目的。

这次修订再版是在前两版的基础上进行的。编委会全面审视前两版教材后,讨论制定了一系列相关的修订方针。

1. *修订的指导思想* 实践卫生职业教育改革与创新,突出职业教育特点,紧贴护理、助产专业,有利于执业资格获取和就业市场。在教学方法上,提倡自主和网络互动学习,引导和鼓励学生亲身经历和体验。

2. *修订的基本思路* 首先,调整知识体系与教学内容,使基础课更侧重于对专业课知识点的支持、利于知识扩展和学生继续学习的需要,专业课则紧贴护理、助产专业的岗位需求、职业考试的导向;其次,纠正前两版教材在教学实践中发现的问题;最后,调整教学内容的呈现方式,根据年龄特点、接受知识的能力和学习兴趣,注意纸质、电子、网络的结合,文字、图像、动画和视频的结合。

3. *修订的基本原则* 继续保持前两版教材内容的稳定性和知识结构的连续性,同时对部分内容进行修订和补充,避免教材之间出现重复及知识的棚架现象。修订重点放在四个方面:①根据近几年新颁布的卫生法规和卫生事业发展规划及人民健康标准,补充学科的新知识、新理论等内容;②根据卫生技术应用型人才今后的发展方向,人才市场需求标准,结合执业考试大纲要求增补针对性、实用性内容;③根据近几年的使用中读者的建议,修正、完善学科内容,保持其先进性;④根据学生的年龄和认知能力及态度,进一步创新编写形式和内容呈现方式,以更有效地服务于教学。

现在,经过全体编者的努力,新版教材正式出版了。教材共涉及33门课程,可供护理、助产及其他相关医学类专业的教学和执业考试选用,从2016年秋季开始向全国卫生职业院校供应。修订的教材面目一新,具有以下创新特色。

1. *编写形式创新*　在保留“重点提示，适时点拨”的同时，增加了对重要知识点/考点的强化和提醒。对内容中所有重要的知识点/考点均做了统一提取，标列在相关数字化辅助教材中以引起学生重视，帮助学生拓展、加固所学的课程知识。原有的“讨论与思考”栏目也根据历年护士执业考试知识点的出现频度和教学要求做了重新设计，写出了许多思考性强的问题，以促进学生理论联系实际和提高独立思考的能力。

2. *内容呈现方式创新*　为方便学生自学和网络交互学习，也为今后方便开展慕课、微课等学习，除了纸质教材外，本版教材创新性提供了手机版APP数字化辅助教材和网络教学资源。其中网络教学资源是通过网站形式提供教学大纲和学时分配以及讲课所需的PPT课件（包含图表、影像等），手机版数字化教辅则通过扫描二维码下载APP，帮助学生复习各章节的知识点/考点，并收集了大量针对性强的各类练习题（每章不低于10题，每考点1~5题，选择题占60%以上，专业考试科目中的案例题不低于30%，并有一定数量的综合题），还有根据历年护士执业考试调研后组成的模拟试卷等，极大地提高了教材内涵，丰富了学习实践活动。

我们希望通过本次修订使新版教材更上一层楼，不仅继承发扬该套教材的针对性、实用性和先进性，而且确保其能够真正成为医学教材中的精品，为卫生职教的教学改革和人才培养做出应有的贡献。

本套教材第1版和第2版由军队的医学专业出版社出版。为了配合当前实际情况，使教材不间断地向各地方院校供应，根据编委会的要求，修订版由科学出版社出版，以便为各相关地方院校做好持续的出版服务。

感谢本系列教材修订中全国各卫生职业院校的大力支持和付出，希望各院校在使用过程中继续总结经验，使教材不断得到完善和提高，打造真正的精品，更好地服务于学生。

编委会

2016年6月

修订版前言

中医护理是中医学的重要组成部分，主要阐述中医基础理论和中医护理原则与方法。本教材贯彻《国务院关于大力发展职业教育的决定》精神，执行国家教育、卫生工作方针，实践教育教学改革与创新，内容更加符合护士执业标准的要求，注重提高学生的综合素质。在第1版教材使用的数年中，曾受到众多读者的好评，但随着护理学教学改革的深入和发展，许多读者也提出了很有价值的修改意见，为此召开了编写会议，确定了教材改版的原则，在拟定的编写大纲和编写目录基础上，在全国7个省、自治区的9所医学职业教育实力较强的院校中，展开修订工作。

在本次修订过程中，教材突出知识实用性和技能实践性，重视理论知识系统性。主要包括中医学的基础理论和基本技能、诊法与辨证、方药施护、针灸推拿疗法和临床常见病证中医护理等内容，重视学生动手能力的培养，使学生通过学习，掌握中医护理学的基础理论、基本知识和常用技术，并能在中医学理论指导下，运用中医护理理论和技能，按照中医护理程序对临床常见病、多发病实施护理，成为德才兼备的实用型人才。

本教材绪论由内蒙古医科大学护理学院韩新荣编写；阴阳五行学说、经络由江苏省宿迁卫生中等专业学校丁炳干编写；藏象由郑州市卫生学校朱文慧编写；病因病机由鄂尔多斯市卫生学校郝瑞婷编写；诊法由南昌市卫生学校赵顺祥编写；辨证、临床常见病症护理由安徽阜阳职业技术学院胡大胜编写；中医护理原则由北京市海淀区卫生学校苏玉茹编写；中药护理由西安市卫生学校魏毅编写；中医常用护理技术由包头医学院职业技术学院许继艳编写。

本书在修订过程中，立足于各位编者丰富的教学和临床经验，吸取了部分大中专教材和同仁专家的优秀成果，特别是前两版教材为我们奠定了非常好的基础，为此，特向教材各位编委和参编各兄弟院校领导、老师们在此一并致谢！

本教材的修订过程中，各位编者认真负责，分工合作，精益求精。虽经集体反复讨论和修改，共同审订，但编者时间及水平有限，不足之处诚望广大师生在使用过程中提出宝贵意见，以便进一步修正提高。

韩新荣

2016年6月

目　录

第1章

绪　论

学习要点

中医护理学的基本特点。

中医护理学是研究探讨中医护理理论和护理技术的应用科学。它有着悠久的历史，是中华民族在长期的生产与生活实践中认识生命、战胜疾病的宝贵经验总结，是我国非物质文化遗产的重要组成部分，也是在世界传统医学中占有重要地位的一门独特医学理论体系。

一、中医护理学发展概况

中医护理学源远流长，是在我们祖先积累的丰富医药知识基础上发展起来的。“神农……尝百草……一日而遇七十毒”的说法，生动地反映了古人探索药物作用的实践研究。中医护理学在初始阶段没有专科的划分，至周代宫廷医学有了“食医”“疾医”“疡医”“兽医”等医学分科。其中“食医”颇似现代的临床营养师，掌握合理的膳食结构以帮助患者保持或恢复健康。“疾医”治病，以“五味、五谷、五药”祛其病。这些原则和方法都与中医护理学中的很多内容相似。可见中医护理学的形成和发展始终与中医学的发展密切相关。数千年来，在历代医家的共同努力下，中医护理学的内容不断充实，已经发展成了一门独立的学科。

（一）医学理论百花齐放，促进了中医学体系的形成和完善

随着社会政治、经济的发展，大量优秀医学著作不断出现。这些宝贵的知识，最初只是口耳相传。自从文字产生之后，人们把它记录下来编撰成书，促进了中医学体系的形成。如人们在野外劳动受伤取树叶、花草等涂裹伤口进行止痛、止血和消肿等方法，逐渐形成了后来的外科护理技术；使用树枝固定、草茎捆绑骨折部位，形成了后来的外伤急救护理技术，乃至发展为现代的骨折小夹板固定疗法。中医护理学就是这样在长期的实践、认识、再实践、再认识的过程中积累了宝贵的临床经验，继而上升到了理论高度，逐步形成了具有东方传统特色的医、药、护理论体系。

《黄帝内经》成书于春秋战国时期，是中国医学史上现存最早的典籍，由《素问》《灵枢》两

部分组成,简称《内经》。该书从整体观念出发,运用朴素的唯物论和辩证法思想对人体组织结构、生理、病理、诊断、治疗,以及经络、病因、养生法等作了比较系统的阐述,奠定了中医护理学的基础。

《神农本草经》是我国现存最早的药物学专著,全书载药 365 种,书中概括了“君、臣、佐、使”及“四气五味”等方药学理论。如麻黄平喘、常山截疟、黄连治痢、大黄通便等作用,至今仍有较高临床价值;其中关于水银治疗皮肤病的记载,也是世界医药史上最早的。

《难经》是一部以问难形式探究医学理论的古典医籍,“难”是质难的意思,即以问答的形式探讨 81 个问题,故又称“八十一难”。其中“独取寸口”的诊脉方法沿用至今,在脉诊和针灸方面内容较《黄帝内经》更为详细。该书相传为扁鹊所著。

《伤寒杂病论》是东汉末年医圣张机(张仲景)所著,后分为《伤寒论》与《金匮要略》两书,此书结合了前人和当时医家有关预防和治疗疾病的丰富经验。从整体观念出发,以六经论伤寒,以脏腑论杂病,奠定了包括理、法、方、药在内的中医护理学辨证施护的理论基础,为后世临床辨证施护进一步充实和完善提供了依据和准则。张仲景十分重视用药护理,被后世尊称为“医圣”“医方之祖”,如桂枝汤的服法中注明服热稀粥以助药力,使病人微微汗出,禁食生冷黏腻等。

(二)医学名士百家争鸣,对世界医药学做出巨大的贡献

医学鼻祖扁鹊曾“入虢之诊,望齐侯之色,有起死回生之术”。他虚心好学,医术高超,学识渊博,精于内、外、妇、儿、五官各科,常用针灸、按摩和热熨等方法治疗疾病。他遍行天下,所到之处,广施医术,为民解除痛苦,由于其望诊技术出神入化,故被称为“望而知之谓之神”的神医。

东汉末年杰出的医学家华佗,首创了世界上最早的麻醉剂——麻沸散,因能对病人全身麻醉,实行剖腹、扩创等外科手术治疗疾病而闻名于世。他医术精湛,尤其在外科诊治中创造了许多医学奇迹,故后世尊称他为“外科鼻祖”。此外,华佗还发明健身操“五禽戏”,开创了我国体育运动保健的先河。

三国时期的名医董奉,居住庐山脚下,他医术高明,医德高尚,治病全神贯注,专心致志,不收诊金,只求患者病愈后在山上种杏,久而久之,杏树蔚然成林,他将杏子换成粮食救济穷人,留下了脍炙人口的“杏林春暖”佳话。

药王孙思邈是位医德、医术均堪称一流的名家,著有两部传世巨著:《千金要方》和《千金翼方》。《千金要方》载方 5300 首,《千金翼方》载方近 3000 首。书中对消渴病的护理提出“所慎有三:一饮酒,二房事,三咸食及面”的主张,强调饮食护理对消渴病治疗非常重要。食疗方面用动物肝脏治疗夜盲症;用牛乳、豆类、谷皮等防治脚气病。婴儿喂奶要定时定量,平时多见风日,衣服不可穿得过多。他通晓养生之术,年过百岁视听不衰,提出心态要保持平衡,饮食要节制,起居有常,生活规律,戒懒惰呆滞不动。他的养生理论至今仍指导着人们的日常生活和患者的康复。孙思邈是导尿术的发明者,他使用的“葱管导尿术”,比 1860 年法国人发明的橡皮管导尿术要早 1200 余年。孙思邈强调生命价值贵于千金,他的名篇《大医精诚》把医德规范放在了极其重要的位置上,专门立题,重点讨论。

唐朝廷组织苏敬等人编著的《新修本草》载药 844 种,是我国也是世界上第一部由政府颁行的国家药典,比欧洲《纽伦堡药典》早 876 年。

宋代王惟一铸成的针灸铜人,是世界最早的医学模具和直观教具。同时期宋慈著的《洗冤集录》,是世界上最早的一部较完整的法医学专著,对世界法医学的发展有重大贡献。当时民间已运用"人痘接种法"预防天花流行,实为世界免疫学的先驱。

明代伟大的医药学家李时珍,历经30余年,总结了16世纪以前我国药物学知识,完成了药学巨著《本草纲目》。全书载药1892种,绘图1100余幅,收录方剂11 096首。本书流传到国外,对世界医药学的发展产生了极大的影响。

新中国成立后,党和政府十分重视中医工作,大力扶持和发展中医护理事业,相继成立中医院校和各级中医医院,中医护理队伍日益壮大。中医护理学的各类教材和各种专著相继出版,中医护理理论的研究与临床护理实践的总结已进入了一个崭新的阶段。

综上所述,当今中医护理学运用整体观念,辨证施护,重视生活起居、饮食疗法、情志护理,应用汤剂、针灸、推拿、火罐、刮痧、气功等简便而有效的中医传统疗法,在保障我国劳动人民身体健康、促进卫生保健事业、攻克疑难疾病等医疗实践中,发挥了极其重要的作用,为中华民族的繁衍生息、繁荣昌盛立下了不可磨灭的功绩,在国际医学界也占有一定地位。

二、中医护理学的基本特点

中医护理学以中医理论为基础,对人体的生理、病理、诊断、治疗和预防等方面的研究都有着自己的特色,基本特点可以概括为整体观念和辨证施护两方面。

(一)整体观念

中医护理学认为人体是一个有机的整体,人与自然、人与社会和谐统一。这种人体自身的整体性与内外环境的统一性思想,称为整体观念。整体观念被广泛地运用于中医护理的生理、病理、诊断、治疗和预防等方面。

1. 人体是一个有机的整体　中医学认为,人体是以五脏为中心,通过经络将各部分组织联系起来构成一个有机的整体。生理方面,脏与脏、脏与腑、脏腑与相关组织器官之间密切相关。如心与小肠相表里,主血脉,在窍为舌,其华在面;肺与大肠相表里,主皮毛,在窍为鼻;脾与胃相表里,主肌肉,在窍为口,其华在唇;肝与胆相表里,主筋,在窍为目,其华在爪;肾与膀胱相表里,主骨,在窍为耳,其华在发等。所以说人体是一个有机的整体,在生理功能上既互相分工,又相互协作。

病理方面,局部的病变,可以影响全身;内脏的病变,又可以反映到体表。《丹溪心法》说:"欲知其内者,当以观乎外;诊于外者,斯以知其内。盖有诸内者,必形诸外。"脏腑功能失常,可以通过经络反映于体表;体表组织器官病变,可以通过经络影响到所属脏腑。脏腑之间相互影响,疾病可以相互传变。如肝火上炎可以出现目赤肿痛;外感风寒可以引起鼻塞流清涕。因此,在诊断疾病时,通过五官、形体、色脉等外在变化的反映,可以了解到内在脏腑的病变。

在中医护理中,通过调理脏腑可以治疗有关的局部病变,如用泻肝火的药物可以治疗目赤肿痛;使用发汗解表的方法,治疗风寒表证的恶寒发热、头痛、鼻塞流清涕、脉浮紧等。

2. 人体与自然密切相关　人体自身是一个有机整体,人与自然界也密切相关。自然界春夏秋冬的轮回,昼夜的更替,地域上东西南北的不同,以及方位高低的差异会直接或间接地影响机体。如生活在海拔第一阶梯的人若处于青藏高原,会因高寒缺氧出现失眠、头痛等高原反应;生活在青藏高原的人们适应了高寒缺氧的环境,若处于海拔较低处,就会出现嗜睡等"醉氧"症状。在生理方面,随着四季气候的变化,机体状态也会发生改变,人们不能改造自然,只能随着季节的变化增减衣服，顺应自然。

病理方面，所处地理环境和生活习惯的不同，往往导致人们体质的差异，所患疾病也有所不同。

用药施护方面，因南方多湿热，北方多燥寒，故有“南不用麻黄，北不用石膏”之说，这些都是在诊断、治疗、护理病人时必须加以考虑的因素，所以在中医护理学有因时、因地、因人制宜的治疗原则。

3. 人体与社会和谐统一 人与社会是一个有机整体，人的心理情感活动受社会环境的影响，人与人之间相互依存，相互关心，相互帮助，促进了社会的和谐统一，人们心情舒畅，身体和心理健康。

病理方面，当社会环境因素变化过于强烈或人体自身的调节与适应能力减弱，就会造成精神和心理压力，人们的情志变化会影响脏腑气血的变化，就会导致疾病的发生。如喜则气缓，过喜伤心；思则气结，过思伤脾；怒则气上，过怒伤肝等。

在情志护理方面，从整体观念出发，采用心理疏导以情治情的中医护理方法，如“悲胜怒”。让病人哭诉心理压力，消除心中怒气，达到心平气和以治疗疾病目的。

（二）辨证施护

辨证施护是中医认识疾病、护理疾病的根本法则。“辨”是分析、辨别疾病病情资料，以探求疾病的本质；“证”是“证候”的简称，是机体在疾病发展过程中某一阶段的病理概括；施护就是根据辨证的结果，确定相应的治疗原则和方法。辨证施护是中医护理将望、闻、问、切四诊所收集的有关病史、症状和体征等资料，加以分析、综合，辨别疾病的证型进行施护，是中医护理理论在临床实践中的具体运用。如在孕育胎儿的过程中，古人认为孕产妇“产前一盆火，产后一盆冰”；在护理婴儿的过程中，俗有“要想孩儿安，三分饥和寒”的辨证施护原则。辨证是施护的前提和依据，施护是辨证的最终目的。

辨证施护不仅是对症施护和辨病施护。症是症状，是疾病所反映出来的孤立病情，如口渴、鼻塞等。病，即疾病，是病因、病机、发病形式、发展变化以及预后转归规律的病理全过程，如痈、浮肿等。中医辨证施护不是头痛医头，脚痛医脚，而是运用辨证施治的规律，不仅在于病的异同，更在于证的区别，相同的证，用相同的治法；不同的证，有不同的治法。

中医辨证施护有同病异治、异病同治。所谓同病异治，指同一疾病出现不同的证，治疗也就不同。如同是头痛，有外感风寒表证头痛，有内伤肝阳上亢证头痛等。对外感风寒表证头痛宜用发汗解表法，肝阳上亢头痛宜用平肝潜阳的方法。两种头痛的病因、病位不同，所以治则、治法不同，称同病异治。不同的疾病，出现相同的证，治疗也就相同。例如脱肛、子宫下垂等疾病的部位不同，两者若是由于脾气虚引起的中气下陷证，均可采用补中益气方法治疗。所以，不同疾病若证候相同，治法亦相同，称为异病同治。由此可见，这种针对疾病发展过程中不同性质的矛盾用不同方法去解决的指导思想，是辨证施护的精髓，也是中医护理学的特色所在。

重点提示

1. 中医护理学的特点是整体观念和辨证施护。整体观念是指人体本身、人与自然、人与社会的和谐统一，我们要以人为本进行辨证施护。

2. "证"是机体在疾病发展过程中某一阶段的病理概括。"症"是症状，是疾病所反映出来的孤立病情。"病"，即疾病，是指有病因、病机、发病形式、发展变化以及转归预后的一定规律的病理全过程。

三、中医护理学的学习方法

中医护理学是阐述人体的生理、病理、病因、病机及诊断、辨证、防治原则等基本理论知识的一门学科。其内容包括绪论、阴阳五行学说、藏象、经络、病因病机、诊法与辨证、中医护理原则、方药施护、针灸推拿疗法和临床常见病证护理等部分。

学习中医护理学要明确学习目的，牢记医护人员救死扶伤的职责和"大医精诚"的医德规范，有爱心，视病人如亲人。讲究学习方法，从整体观念出发，运用好"阴阳""五行"等朴素的辨证法和方法论，牢记脏腑的生理功能、病因病机，要勤于思考，善于总结。结合生理和病因病机，推出脏腑的病理变化，在理解的基础上灵活记忆。结合四诊掌握的第一手资料，运用经络学说，学会使用针灸、推拿、拔罐技术和饮食调护，对病人进行临床观察和整体护理。在实践中提高分析和解决问题的能力。掌握中医护理学的基本理论和基本技能，为走向临床一线成为一名合格的护理人员打下良好的基础。

讨论与思考

1. 中医护理学的基本特点有哪些？
2. 中医的重要典籍、著名医家对中医学做出的贡献有哪些？
3. "证"与"症"如何区别？

（韩新荣）

第 2 章

阴阳五行学说

学习要点

1. 阴阳的基本概念。
2. 阴阳学说的基本内容。
3. 五行的特性及其在中医学中的应用。

阴阳五行学说，是中国古代朴素的唯物论和自发的辩证法。阴阳学说认为世界是物质的，物质世界是在阴阳二气作用的推动下资生、发展和变化的；五行学说认为木、火、土、金、水 5 种最基本的物质是构成世界不可缺少的元素，这 5 种物质相互资生、相互制约，处于不断的运动变化之中。

第一节 阴阳学说

一、阴阳的基本概念

阴阳是对自然界相互关联的事物或现象对立双方属性的概括。阴和阳既可代表相互对立的事物，又可用以分析一个事物内部所存在着的相互对立的两个方面。

一般来说，凡是运动的、外向的、上升的、温热的、明亮的都属于阳；而静止的、内守的、下降的、寒冷的、晦暗的都属于阴。对于人体来说，体内具有推进、温煦、兴奋等作用的物质和功能统归于阳，具有凝聚、滋润、抑制等作用的物质和功能归于阴。

事物的阴阳属性不是绝对的，而是相对的。这种相对性，一方面表现为阴阳双方是通过比较而划分的，单一事物或现象无阴阳属性之说。比如昼与夜相比较，昼属阳，夜属阴；若不是相对于夜而言，就不能说昼属阳。另一方面，体现于事物的无限可分性，如以天而言，昼为阳，夜为阴；白昼又可再分，上午为阳中之阳，下午为阳中之阴；黑夜亦可再分，前半夜为阴中之阴，后半夜为阴中之阳。故《素问》说："阴阳者，数之可十，推之可百，数之可千，推之可万，万之大，不可胜数，然其要一也。"

二、阴阳学说的基本内容

（一）阴阳的对立制约

阴阳的对立制约，是指属性相反的阴阳双方在一个统一体中的相互排斥、相互制约和相互斗争的关系。阴阳学说认为自然界一切事物都存在着相互对立的阴阳两个方面，如天为阳，地为阴；白天为阳，黑夜为阴；上为阳，下为阴；热为阳，寒为阴。阴阳既是对立的，又是统一的，统一是对立的结果，没有对立就没有统一，没有相反就没有相成。阴阳之间的对立制约维持了阴阳之间的动态平衡，进而促进了事物的发生、发展和变化。

（二）阴阳的互根互用

互根，即相互依存，互为根本；互用，即相互资生、促进和助长。阴阳的互根互用是指阴阳之间的相互依存，相互资生，相互为用的关系。阴阳学说认为阴阳两个方面不仅相互对立，相互制约，而且相互依存，相互为用。双方均以对方的存在作为自己存在的前提。如上为阳，下为阴，没有上就无所谓下，没有下也就无所谓上。再如兴奋属阳，抑制属阴，无兴奋就无所谓抑制，无抑制也就无所谓兴奋。《素问》说："阴在内，阳之守也；阳在外，阴之使也。"这就是对阴阳互根互用关系的高度概括。

（三）阴阳的消长平衡

消，即减少；长，即增多。阴阳的消长平衡，是指阴阳在不断消长运动中维持着相对的平衡状态。以四时气候变化为例，从冬经春至夏，寒气递减，热气日甚，是"阴消阳长"的过程；从夏经秋到冬，热气递减，寒气日甚，是"阳消阴长"的过程。但从一年的总体来说，还是处于相对的动态平衡。

（四）阴阳的相互转化

阴阳的相互转化，是指阴阳双方在一定条件下，可以各自向其相反的方向转化。阴可以转化为阳，阳可以转化为阴，从而使事物的性质发生根本变化。以人体疾病的发展为例，某些急性热病，由于热毒极盛，持续高热，大量消耗机体正气，可突然出现体温下降、面色苍白、四肢厥冷、脉微欲绝等一派阴寒危象，这种病证变化即属于阳证转化为阴证。若及时抢救，治疗得当，病人四肢转温，面色转红，脉象转和，阳气恢复，转危为安，即由阴证转化为阳证。重阳必阴，重阴必阳。

三、阴阳学说在中医学中的应用

（一）说明人体的组织结构

阴阳学说认为，人体是一个有机整体，人体内部充满着阴阳对立统一的关系。从人体部位来说，上部为阳，下部为阴；体表为阳，体内为阴；四肢外侧为阳，四肢内侧为阴。以脏腑来分，五脏"藏精气而不泻"，因其功能以静为主，故属阴；六腑"传化物而不藏"，因其功能以动为主而属阳。总之，人体上下内外各组织结构之间，以及每一组织结构本身，无不包含着阴阳的对立统一。

（二）说明人体的生理功能

人体正常的营养物质和生理功能是阴阳两个方面保持对立统一的协调关系的结果。凡人体的营养物质、组织结构和气血津液等物质均属阴，其生理功能都属阳，二者互相对立又相互依存。生理功能活动以物质为基础，而生理功能活动的结果又不断促进物质的生成，人体功能与物质的关系也就是阴阳相互依存、相互消长的关系。如果人体的阴阳不能相互依存、相互为用,人的生命就会终止。

(三)说明人体的病理变化

人体与外界环境的适应和机体内在环境的平衡协调是人体正常生命活动的基础。疾病是在人体阴阳平衡遭到破坏后而发生的,包括阴阳的偏盛、偏衰、互损、转化等病理变化。

阴阳偏盛即阴盛或阳盛,是属于阴或阳任何一方高于正常水平的病变。阳偏盛而伤阴,从而出现热证;阴偏盛而伤阳从而出现寒证。阴阳偏衰即阴虚或阳虚,是属于阴或阳任何一方低于正常水平的病变。阳气虚则不能制阴而出现虚寒证;阴液虚则不能制阳而出现虚热证。由于阴阳互根互用,故当阳虚至一定程度时同时出现阴虚的现象,称"阳损及阴";阴虚至一定程度时同时出现阳虚的现象,称"阴损及阳"。阳损及阴或阴损及阳,最终导致"阴阳两虚"。人体阴阳失调而出现的病理现象,在一定条件下各自向相反的方向转化,即阳证可以转化为阴证,阴证可以转化为阳证。

(四)用于疾病的诊断

阴阳失调是疾病的基本病机。所以任何疾病,尽管临床表现错综复杂,都可用阴阳概括说明。《素问》中"善诊者,察色按脉,先别阴阳",就是说明中医诊断是以阴阳为总纲的。阴阳同时又可以用来概括证型和分析四诊,如通过观察面色、肤色、舌色及分泌物等的颜色与光泽来判断其阴阳属性。

(五)确定治疗原则

由于疾病发生的根本原因是阴阳失调,所以,调整阴阳,泻其有余,补其不足,以恢复阴阳的相对平衡,是治疗的基本原则。阳偏盛的实热证,宜用寒凉药物以制其阳,即"热者寒之";阴偏盛的实寒证,宜用温热药物以制其阴,即"寒者热之"。阴虚阳亢的虚热证,则应滋阴潜阳;阳虚阴盛的虚寒证,则应助阳消阴,这就是"阳病治阴""阴病治阳"的治疗原则。阳盛则热,阳盛则阴病;阴盛则寒,阴盛则阳病。阳虚则寒,阴虚则热。

第二节　五 行 学 说

一、五行的基本概念

五行,即木、火、土、金、水5种物质的运动变化。五行学说在中医学中主要用于阐释人体脏腑生理、病理及其与外在环境的相互关系,从而指导临床诊断和治疗。

二、五行学说的基本内容

(一)五行的特性

五行的特性,是古人在长期的生产和生活实践中,对木、火、土、金、水5种物质的属性进行不断抽象和概括而逐渐明确的。《尚书》所说的"水曰润下,火曰炎上,木曰曲直,金曰从革,土爰稼穑",是对五行特性的经典概括。

1."木曰曲直"　木具有向上、向外舒展的特性。凡具有生长、升发、条达特性的事物或现象,都归属于木。

2."火曰炎上"　火具有发热、温暖、向上的特性。凡具有温热、升腾、茂盛特性的事物或现象，都归属于火。

3.“土爰稼穑”　土具有载物、生化的特性，故称为万物之母。凡具有受纳、承载、生化特性的事物或现象，都归属于土。

4.“金曰从革”　金具有刚硬、变革、沉降的特性。凡具有肃杀、收敛、清洁特性的事物或现象，都归属于金。

5.“水曰润下”　水具有滋润、趋下、闭藏的特性。凡具有凉润、趋下、闭藏特性的事物或现象，都归属于水。

(二) 事物属性的五行归类

五行学说以五行的特性来推演和归类事物的五行属性。用“取象比类”的方法将人体生命活动和自然界的事物与现象联系起来，形成了联系内外环境的五行系统，以此说明人体本身以及人与环境的统一性(表 2-1)。

表 2-1　五行归属举例表

自然界							五行	人体						
五音	五味	五色	五化	五气	五方	五季		五脏	五腑	五窍	五官	五体	五志	五液
角	酸	青	生	风	东	春	木	肝	胆	目	筋	怒	泪	弦
徵	苦	赤	长	暑	南	夏	火	心	小肠	舌	脉	喜	汗	洪
宫	甘	黄	化	湿	中	长夏	土	脾	胃	口	肉	思	涎	缓
商	辛	白	收	燥	西	秋	金	肺	大肠	鼻	皮	悲	涕	浮
羽	咸	黑	藏	寒	北	冬	水	肾	膀胱	耳	骨	恐	唾	沉

(三) 五行的生克乘侮

五行学说以五行间的相生、相克来解释事物之间的相互联系和相互协调，而五行的相乘、相侮则可以用来表示事物之间的协调平衡被打破后的相互影响(图 2-1)。

1. 相生　生，即资生、助长、促进。五行之间相互资生、助长和促进的关系称为相生。五行相生的次序是：木生火，火生土，土生金，金生水，水生木。在五行相生的关系中，任何一行都具有“生我”“我生”两方面的关系，也就是母子关系，“生我”者为母，“我生”者为子。以水为例，“生我”者为金，则金为水之母；“我生”者是木，则木为水之子。

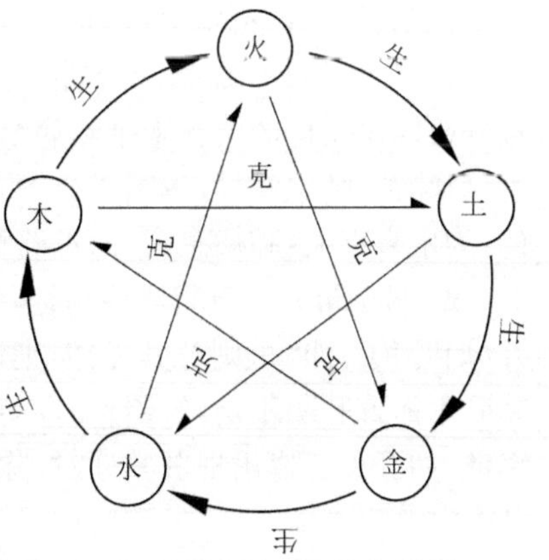

图 2-1　五行相生相克

2. 相克　克，即制约、抑制、克制。五行之间相互克制、制约的关系称为相克。五行相克的次序是：木克土，土克水，水克火，火克金，金克木。在五行相克的关系中，任何一行都具有“克我”和“我克”两方面的关系，“我克”者为“所胜”，“克我”者为“所不胜”。以水为例，“克我”者为土，“我克”者为火；土为水之“所不胜”，火为水之“所胜”。在五行学说中，相生和相克都是正常现象。对人体来说，也属于生理现象。

3. 相乘　乘,即欺负。相乘,是指五行中某一行对其所胜一行的过度克制。相乘与相克的次序是一致的,即木乘土,土乘水,水乘火,火乘金,金乘木。如木偏亢,而金对木又不能正常克制时,太过的木便会乘土,使土更虚。

4. 相侮　侮,即欺侮。相侮,是指五行中某一行对其所不胜一行的反向克制,即反克,又称"反侮"。相侮的次序也与相克相反,即木侮金,金侮火,火侮水,水侮土,土侮木。如正常的相克关系是金克木,若金气不足或木气偏亢,木就反过来侮金。相乘相侮,都是不正常的相克现象,可同时发生。

三、五行学说在中医学中的应用

(一)说明五脏之间的生理联系

五行学说,将人体的五脏分别归属于五行,以五行的特性来说明五脏的生理功能。木有生长、升发、舒畅条达的特性,肝喜条达而恶抑郁,故以肝属"木"。火有温热的特性,心阳具有温煦作用,故以心属"火"。土有生化万物的特性,脾主运化水谷,为气血生化之源,故以脾属"土"。金有清肃、收敛的特性,肺有肃降的作用,故以肺属"金"。水具有滋润、下行的特性,肾主水,肾阴有滋养全身的作用,故以肾属"水"。

五行学说还用以说明脏腑之间的内在联系。如肾水之精以养肝木,肝木藏血以济心火,心火之热以温脾土,脾土化生水谷精微以充肺金,肺金清肃下降以助肾水,这是五脏相互滋生的关系。肺气清肃下降,可以抑制肝阳上亢,即金克木;肝气条达,可以疏泄脾土的郁滞,即木克土;脾的运化,可以避免肾水的泛滥,即土克水;肾水的滋润,能够防止心火的亢烈,即水克火;而心火的阳热,可以制约肺金清肃得太过,即火克金,这是五脏相互制约的关系。

(二)说明五脏病变的相互影响

五行学说不仅可以说明脏腑间的生理联系,也可以说明脏腑之间病理上的相互影响和传变。其影响和传变规律一般都用五行的生克乘侮关系来说明。如肝病可以传脾,是木乘土;脾病也可以影响到肝,是土侮木;肝病还可以影响到心,为母病及子;影响到肾,为子病及母。其他脏器的病变也是如此。

(三)用于疾病的诊断和治疗

1. 用于诊断　在临床诊断疾病时,根据脏腑组织器官的五行归属及其生克乘侮规律,综合分析四诊获得的资料来推断病情。如面见青色,喜食酸味,脉见弦象,可诊断为肝病;面见赤色,口味苦,脉象洪,可诊断为心火亢盛;脾虚病人,面现青色,为木来乘土;心脏病患者,面露黑色,为水来克火;肺病患者,面见萎黄,为土不生金。

2. 用于治疗　五行学说可以用来确定治疗原则和治疗方法。临床上常用的基本治法是补母和泻子,即"虚则补其母,实则泻其子"。补母,用于母子关系的虚证,如肾阴不足,不能滋养肝木而致肝阴不足者,治疗时不直接治肝而补肾,即补肾水以生肝木;泻子,用于相生关系的实证,如肝火旺盛出现肝实证时,除用泻肝火的药物外,还可以用泻心火的方法以消除过旺的肝火。

阴阳学说主要说明事物对立双方的互相依存、互相消长和互相转化的关系;五行学说用事物属性的五行归类及生克乘侮规律,说明事物的属性和事物之间的相互关系。

讨论与思考

1. 简述阴阳学说的基本内容。
2. 如何用阴阳学说来指导疾病的治疗?
3. 什么是五行相生、相克、相乘、相侮? 其次序分别是什么?

（丁炳干）

第3章

藏　象

学习要点

1. 五脏、六腑的主要生理功能。
2. 气、血、津液的功能及其相互关系。

藏，指藏于体内的内脏；象，即征象、形象，指内脏表现于外的征象。藏象主要研究内脏的生理功能、病理变化及其相互关系，是中医学理论体系中极其重要的组成部分。

藏象以脏腑为基础，而脏腑又可分为五脏、六腑和奇恒之腑。五脏，即心、肝、脾、肺、肾，其共同生理功能特点是化生和储藏精气；六腑，即胆、胃、小肠、大肠、膀胱、三焦，其共同生理功能特点是受盛和传化水谷；奇恒之腑，即脑、髓、骨、脉、胆、女子胞（子宫），其共同功能特点是储藏精气，由于它们形态似腑，功能似脏，故称之为奇恒之腑。

以五脏为中心的整体观是藏象的基本特点。藏象认为，人体是以心、肝、脾、肺、肾五脏为中心，胆、胃、大肠、小肠、膀胱、三焦六腑相配合，以精、气、血、津液为物质基础，通过经络内而五脏六腑，外而形体官窍，共同构成的五大功能系统。藏象是一种独特的生理、病理学理论体系，其中的脏腑不是单纯的解剖学概念，还概括人体某一系统的生理、病理学概念。各脏腑的名称大部分虽与现代人体解剖学的脏器名称相同，但在生理、病理上的含义却不完全相同。

重点提示

五脏近似实体，藏精气而不泻；六腑形体中空，传化物而不藏。

第一节　五　　脏

五脏是心、肺、脾、肝、肾的总称，具有化生和储藏精气的生理功能，同时又各有专司，且与形体官窍等有着特殊的联系，形成了以五脏为中心的特殊系统（表3-1）。

表 3-1　五脏功能特点归纳

	心	肝	脾	肺	肾
别称	君主之官	将军之官	仓廪之官	相傅之官	作强之官
生理功能	主血脉;主神明	主疏泄;主藏血	主运化;主升清;主统血	主气、司呼吸;主宣降;通调水道;朝百脉、主治节	藏精,主生长、发育和生殖;主水;主纳气
在窍	舌	目	口	鼻	耳
在体	脉	筋	肉	皮	骨
其华	面	爪	唇	毛	发
在志	喜	怒	思	悲	恐
在液	汗	泪	涎	涕	唾
合腑	小肠	胆	胃	大肠	膀胱

一、心

心位于胸腔,具有主宰生命活动的作用,为五脏六腑之大主。心的主要生理功能是主血脉,主神明。心在窍为舌,在体合脉,其华在面,在志为喜,在液为汗,与小肠相表里。

(一)心的主要生理功能

1. *主血脉*　主,即主管、主宰;血,即血液;脉,即脉管,为血之府。心主血脉是指心具有推动血液在脉管中循行的功能,包括主血和主脉两方面。心的搏动依赖心气,心气充沛则心搏有力,推动血液在全身脉管中循环无端,周流不息,可见脉象和缓有力、节律均匀,面色红润光泽等。如心气不足则心跳无力,可见心悸、面色淡白无华、脉弱无力等;心脉瘀阻可见心前区刺痛、面色青紫、脉涩等。

2. *主神明*　又称藏神。神有广义和狭义之分,广义的神是整个生命活动的外在表现;狭义的神是心所主之神,即人的精神、意识和思维活动。人的精神、意识和思维活动为大脑的生理功能,但藏象则将其归属于五脏,且主要归于心。心主神明是指心具有主宰人的精神、意识和思维活动的功能。心主神明功能正常则精神振奋、意识清楚、思维敏捷;若心主神明功能异常可见失眠、多梦、健忘、精神萎靡、昏迷等。

(二)心的在窍、在体、在志和在液

1. *在窍为舌*　心在窍为舌是指舌为心的外在表现,又称舌为“心之苗”。故心的功能正常则舌体柔软灵活、味觉灵敏、语言流利等。如心的阳气不足可见舌淡白胖嫩,心的阴血不足可见舌红绛瘦小,心火上炎可见舌红生疮,心血瘀阻可见舌紫暗或有瘀点等。

2. *在体合脉,其华在面*　脉,即血脉。心在体合脉是指全身血脉都统属于心。华,即荣华、光彩。其华在面是指心的荣华、光彩表现在面上,这是因为头面部的血脉极为丰富。故心气充沛则脉象和缓有力,节律均匀,面部红润光泽等。如心气不足可见脉象软弱无力,面色无华;心脉瘀阻可见脉涩,面色青紫。

3. *在志为喜*　志,即情志、七情。心在志为喜,是指心的功能活动和七情中的喜密切相关。故心的功能正常则心情愉悦,如喜悦过度则易伤心,使心神涣散。

4. *在液为汗*　汗液为津液所化生,由于血液与津液同出一源,且血液又为心所主,故有“汗为心之液”之称。如汗出过多常伤心,可见心悸、神疲、失眠等。

附 心包

心包是心外的包膜，为心的外围组织，其上附有脉络，合称心包络，有保护心、代心受邪的作用。藏象学说认为心为君主之官，邪不能犯，故外邪侵袭心时，首先侵犯心包络。如在外感热病中，因温热之邪内陷，出现高热神昏、谵语妄言等，称为“热入心包”。在经络中，手厥阴经属于心包，与手少阳三焦经相表里，故心包亦称为脏。

二、肺

肺位于胸腔，位置最高，故称为“华盖”。肺娇嫩，不耐寒、热和燥邪，易受外邪侵袭，故有“娇脏”之称。肺的主要生理功能是主气、司呼吸，主宣发、肃降，通调水道，朝百脉、主治节。肺在窍为鼻，在体合皮，其华在毛，在志为悲(忧)，在液为涕，与大肠相表里。

(一)肺的主要生理功能

1. 主气、司呼吸　肺的主气功能包括主呼吸之气和主一身之气

(1)主呼吸之气：是指肺具有吸入自然界清气，呼出体内浊气，实现体内外气体交换的功能，即肺司呼吸。肺司呼吸正常则气道通畅，呼吸调匀。如肺司呼吸异常可见胸闷、咳嗽、呼吸不利等。

(2)主一身之气：是指肺具有主持、调节全身之气的功能，体现于两方面：一是参与宗气的生成，宗气是由肺吸入的自然界清气与由脾胃运化的水谷精气结合而成；二是调节全身气机，肺有节律的一呼一吸运动，带动着全身之气的升降出入运动，从而对全身气机起着调节作用。肺主一身之气正常，则各脏腑之气旺盛。肺主一身之气异常，影响宗气的生成和全身之气的升降出入运动，可见少气不足以息、声低气怯、肢倦乏力等。

2. 主宣发、肃降　宣发，即宣布、发散，是指肺气向上向外的宣布、发散功能。肃降，即清肃、洁净和下降，是指肺气向下向内的清肃、下降和洁净功能。

(1)主宣发：主要体现在三方面：一是呼出浊气。通过肺气的向上向外功能排出体内的浊气。二是向上向外布散水谷精微与津液。通过肺气向上向外的功能将脾转输到肺的水谷精微和津液布散至全身，外达皮毛，并将津液的代谢产物化为汗液排出体外。三是宣发卫气。通过肺的宣发功能将卫气宣散到全身，以发挥其护卫肌表、温养脏腑、调节腠理开合的作用。如肺失宣发可见呼气不利、胸闷、鼻塞、无汗等。

(2)主肃降：主要体现在三方面：一是吸入清气。通过肺气的向下向内功能吸入自然界的清气。二是向下向内输布水谷精微与津液。通过肺气向下向内功能将脾转输到肺的水谷精微和津液向下向内布散，并将代谢产物和多余水液下输到肾由膀胱排出。三是肃清呼吸道异物，保持呼吸道的洁净。如肺失肃降可见呼吸表浅、短促、咳喘气逆等。

肺的宣发和肃降是相反相成的矛盾运动，既对立又统一。无正常的宣发就不能正常肃降，无正常的肃降也就不能正常宣发。宣发和肃降相互协调则气道畅通，呼吸调匀，若二者失于协调，则肺气失宣或肺失肃降，肺气上逆，可见咳嗽、喘促等。

3. 通调水道　通，即疏通；调，即调节；水道，是水液运行和排泄的通道。通调水道是指肺的宣发和肃降对体内水液的输布、运行和排泄具有疏通、调节的功能。肺气宣发使水液向上向外输布，布散到全身，外达皮毛，并调节腠理的开合，将津液的代谢产物化为汗液排出。肺气肃降使水液向下向内输布并将代谢后的水液不断地下行到肾，经肾和膀胱的气化作用生成尿液而排出。若肺失通调则水液输布和排泄障碍，而致痰饮、浮肿。

4. *朝百脉、主治节* 朝，即朝聚；百脉，泛指全身的血脉。全身的血液都通过血脉朝聚于肺，通过肺的呼吸进行气体交换，然后输布全身，这称之为朝百脉。故肺能助心行血，若肺气虚不能助心行血，则影响心主血脉的功能而出现血行障碍，可见心悸、唇舌青紫。

治节，即治理、调节，主要体现在以下方面：一是治理、调节呼吸运动；二是治理、调节气的升降出入运动；三是治理、调节津液的输布、运行和排泄；四是治理、调节血液的运行。故肺主治节实际是对肺主要生理功能的高度概括。

(二)肺的在窍、在体、在志和在液

1. *在窍为鼻* 鼻是气体出入的通道，与肺相连，故鼻为肺之窍。鼻的通气和嗅觉功能必须依赖肺气，呼吸才能调匀，嗅觉才能正常。故肺气和利则呼吸通畅，嗅觉灵敏。如肺气不利可见鼻塞、流涕、不辨香臭。

2. *在体合皮，其华在毛* 皮毛，即皮肤、汗腺、毫毛等，是一身之表，有抵御外邪的作用，经过肺宣发的卫气、水谷精微和津液的温养、濡润而发挥其生理功能。故肺的宣发正常则皮肤固密，毫毛润泽，抗御外邪的能力强。若肺气虚则皮毛的防御功能减退，容易感冒，皮毛憔悴、枯槁。

3. *在志为悲(忧)* 肺在志为悲，是指肺的功能活动和七情中的悲忧密切相关。故肺虚时则易产生悲忧的情绪变化；若悲忧过度则易伤肺，使肺气耗伤。

4. *在液为涕* 涕是肺宣发的津液经鼻腔而成，有润泽鼻窍的作用。故肺的功能正常则鼻窍润泽，若肺寒则鼻流清涕，肺热则鼻涕黄稠，肺燥则鼻干。

三、脾

脾位于中焦，膈之下。脾的主要生理功能是主运化、升清和统血。人体脏腑、四肢百骸等皆赖脾运化的营养物质以濡养，故有“后天之本”“气血生化之源”“仓廪之官”之称。脾在窍为口，在体合肌肉、主四肢，其华在唇，在志为思，在液为涎，与胃相表里。

(一)脾的主要生理功能

1. *主运化* 运，即运输；化，即消化、吸收。脾主运化是指脾对饮食物具有消化、吸收，并将其精微物质运输的功能，体现在运化水谷和运化水液两方面。

(1)运化水谷：是指脾对水谷具有消化、吸收及输布水谷精微的功能。水谷入胃，经过胃的腐熟，再入小肠进行消化和吸收，此过程必须依赖脾的运化，才能将水谷化为精微，并将精微输送全身，营养各脏腑组织。脾气健运则气血充足，脏腑经络、四肢百骸得以充分营养，机体生命活动正常。若脾失健运可见食欲不振、腹胀便溏、倦怠乏力、形体消瘦等。

(2)运化水液：是指脾对水液具有吸收转输和布散的功能。水入于胃，经脾之运化，上输于肺，通过肺、肾、三焦而布达周身。脾气健运则水液吸收输布才能正常。脾失健运则水液停聚而产生湿、痰、饮等病理产物，可致脘腹胀满，浮肿等。

2. *主升清* 升，即上升；清，指水谷精微等营养物质。脾主升清是指脾具有将水谷精微等营养物质上输于肺，并通过心肺以营养全身的功能。脾气的升举作用，还表现在维持内脏位置的相对固定上。脾升清正常则各脏腑组织才能得到水谷精微等物质的营养，功能活动才能强健，且内脏不致下垂。如脾气不升可见头晕、腹胀、腹泻、内脏下垂等。

3. *主统血* 统，即统摄。脾主统血是指脾具有统摄血液，使之正常地在脉内循行而不溢出脉外的功能。脾统血正常，血液循脉运行而不溢出脉外。如脾不统血，血液将失其常道而溢出脉外，可见各种出血。

(二)脾的在窍、在体、在志和在液

1. *在窍为口，其华在唇* 口味、食欲等与脾之运化密切相关。故脾气健运则口味正常，食欲良好。如脾失健运可见口淡无味、食欲不振等。脾的运化又可从口唇上反映出来，脾气健运则气血生化充足，口唇色泽红润。若脾失健运可见口唇淡白无华。

2. *在体合肌肉、主四肢* 全身的肌肉、四肢均需依赖脾胃所化生的水谷精微等营养。故脾气健运，营养充足，则肌肉丰满健壮，四肢有力。若脾失健运可见肌肉消瘦，四肢软弱无力。

3. *在志为思* 脾在志为思，是指脾的功能活动和七情中的思密切相关。若思虑过度则易伤脾，使脾气郁结，运化失常，可见不思饮食、脘腹胀满等。

4. *在液为涎* 涎为口津，唾液中较清稀的部分，由脾气化生、输布。故脾气健运则涎液化生适量，上行于口而不外溢；若脾失健运可见口涎自出。

四、肝

肝位于膈之下，右胁之内。肝的主要生理功能是主疏泄，主藏血。肝在窍为目，在体合筋，其华在爪，在志为怒，在液为泪，与胆相表里。

(一)肝的主要生理功能

1. *主疏泄* 疏，即疏通；泄，即宣泄。肝主疏泄是指肝具有疏通、宣泄和畅达等功能，主要体现在以下三方面。

(1)调畅气机：气机，即气的升降出入运动。由于肝的生理特点是主升、主动，这对于气机的疏通、畅达是一个重要条件，故肝能调畅气机。人体的功能活动全赖于气机，肝疏泄正常则气机调畅，经络通利，脏腑等组织的生理活动也就正常协调。如肝疏泄不及，气机阻滞，可见胸胁、乳房、少腹胀痛；肝疏泄太过，升发太过，肝气上逆，可见头目涨痛、面红目赤、吐血、晕厥。

(2)调畅情志：情志活动虽由心所主，但与肝疏泄密切相关。肝疏泄正常则精神愉快，心情舒畅。若肝疏泄不及可见精神抑郁，嗳气太息，胸胁胀闷；肝疏泄太过可见烦躁易怒，失眠多梦。

(3)促进消化：肝疏泄有助于脾胃的升降和胆汁的分泌与排泄，从而保持正常的消化吸收功能，故能促进饮食物的消化吸收。若肝失疏泄影响到脾胃的升降，则消化功能异常，可见食欲缺乏、腹胀、腹泻；影响到胆汁的分泌、排泄，可见胁肋胀痛、口苦纳呆、厌食油腻、黄疸。

2. *主藏血* 是指肝具有储藏血液和调节血量的功能。体现在当人体休息或情绪稳定时，机体所需的血量减少，大量血液储藏于肝中；当活动或情绪激动时，机体所需的血量增加，肝就排出其所储藏的血液，以供应机体的需要。若肝藏血异常可出现两方面的病变：一是肝血不足，目失所养，可见两目干涩、昏花；筋失所养，可见筋脉拘急，肢体麻木，屈伸不利。二是肝不藏血，可致出血，如吐血、衄血等。肝的藏血还与女子的月经密切相关，如肝血不足时可见月经量少，闭经；肝不藏血时可见月经过多，崩漏。

肝疏泄与藏血之间有着相辅相成的密切关系。藏血是疏泄的物质基础，疏泄是藏血的功能表现。生理上肝疏泄正常，气机调畅，则血能正常地归藏和调节。肝藏血正常，血能养肝，使肝阳勿亢，则肝疏泄正常。

(二)肝的在窍、在体、在志和在液

1. *在窍为目* 目的功能主要依赖肝所藏阴血的濡养，肝的经脉又上联目系，故肝的功能常在目上反映出来。肝的功能正常则视物清楚,眼球运动灵活。若肝血不足可见两目干涩,视物不清,肝火上炎可见目赤肿痛,肝阳上亢可见头目眩晕,肝风内动可见两目上翻。

2. *在体合筋,其华在爪* 筋附着于骨而聚于关节,是连接关节、肌肉的组织,主要包括肌腱和韧带。筋的功能须赖于肝血的滋养,故肝血充足则筋力劲强,关节屈伸有力而灵活。若肝血不足,筋失濡养,可见筋脉拘急,肢体麻木,关节屈伸不利。爪,即爪甲,包括指甲和趾甲,由于"爪为筋之余",乃筋之延续,故肝的精华可表现在爪甲上。肝血充足则爪甲红润、坚韧,若肝血不足可见爪甲枯槁、软薄、变形。

3. *在志为怒* 肝在志为怒,是指肝的功能活动和七情中的怒密切相关。若大怒则易伤肝,使肝气上逆,可见头涨头痛,面红目赤,晕厥。

4. *在液为泪* 肝在窍为目,泪从目出,故泪为肝之液。若肝血不足,可见两目干涩;肝经风热,可见迎风流泪。

五、肾

肾位于腰部,左右各一,状如豇豆,故"腰为肾之府"。肾的主要生理功能是藏精,主生长、发育和生殖,主水,主纳气。肾为人体阴阳之本,生命之源,故为"先天之本"。肾在窍为耳及二阴,在体合骨、主骨生髓,其华在发,在志为恐,在液为唾,与膀胱相表里。

(一)肾的主要生理功能

1. *藏精,主生长、发育和生殖* 肾藏精,是指肾具有储藏人身精气的功能。肾所藏的精包括"先大之精"和"后天之精"。"先天之精"源于父母的生殖之精,与生俱来,是构成人体的原始物质;"后天之精"是人出生之后,源于饮食,为脾胃化生的水谷精微,是营养脏腑等组织和维持人体生命活动的基本物质。"先天之精"须赖"后天之精"不断培育和充养,才能发挥其生理效应;"后天之精"的化生,又赖于"先天之精"的滋生,二者相辅相成,在肾中密切结合而组成肾所藏的精气。

肾精为机体的生长、发育和生殖提供重要的物质基础,肾精的盛衰与机体的生、长、壮、老、已密切相关。如人在七八岁时,由于肾气逐渐充盛,身体不断生长、发育,故有"齿更发长"的变化;到青春发育期,由于肾气不断充盛,产生了一种促进性腺发育的物质,称"天癸",故男子产生精子,女子月经来潮、按期排卵,具备了生殖能力;从中年步入老年,肾气渐衰,性功能和生殖能力逐渐减退,身体逐渐衰老。肾藏精的功能,对于防治生长发育不良、生殖功能低下和延缓衰老等都具有普遍的指导意义。

肾的精气是产生肾阴、肾阳的物质基础,肾阴又称"元阴""真阴",为人体阴液的根本,对各脏腑有着濡润、滋养作用;肾阳又称"元阳""真阳",为人体阳气的根本,对各脏腑有着温煦、生化作用。肾阴与肾阳相互制约、相互依存,维持着阴阳之间的动态平衡,这种平衡遭到破坏,就会形成阴阳失调的病变。如肾阴虚可见耳鸣耳聋、腰膝酸软、五心烦热、遗精、梦交等,肾阳虚可见腰膝冷痛、畏寒肢冷、小便不利、阳痿、宫寒不孕等。肾阴和肾阳在病变过程中常互相影响,阴损及阳,阳损及阴,可形成肾阴阳两虚的病证。

2. *主水* 是指肾具有主持和调节人体津液代谢的功能。水液通过胃的受纳、脾的转输、肺的宣降、三焦的决渎、膀胱的开合等作用,清者运行于脏腑,浊者化为汗和尿液排出,这些过程均赖于肾阳的气化和温煦作用,故肾主宰着津液代谢的整个过程,特别是尿液的生成和排泄。若肾主水功能失常,可见尿少、水肿或小便清长、尿频。

3. *主纳气* 纳，即摄纳。肾主纳气是指肾具有摄纳肺吸入之气，以助呼吸的功能。人体的呼吸虽为肺所主，但吸入之气须下归于肾，被肾气摄纳，呼吸才能通畅、调匀，气体交换才正常。肾纳气正常则呼吸调匀；若肾不纳气可见呼吸浅表、呼多吸少。

(二)肾的在窍、在体、在志和在液

1. *在窍为耳及二阴* 耳的功能依赖肾精的充养，肾精充足则听觉灵敏，若肾精不足可见耳鸣耳聋。二阴是指前阴(尿道和外生殖器)和后阴(肛门)，与肾的气化功能有关，若肾气不固可见尿频、遗尿、泄泻、大便失禁。

2. *在体合骨，主骨生髓，其华在发* 肾藏精，精能生髓，髓能养骨，故骨骼的功能与肾精密切相关。肾精充足则骨髓充盈，骨骼得以骨髓的滋养，才能强劲坚固；脑为髓之海，肾精充足则髓海得以充养，脑的发育健全，思维敏捷。若肾精不足，骨髓化源不足，可见小儿囟门迟闭、骨骼软弱无力、发育不良，老人易于骨折等；髓海空虚，脑窍失养，可见精神萎靡、思维迟钝、记忆力减退。

“齿为骨之余”，牙齿和骨一样，也需肾精之濡养。若肾精不足，可见小儿牙齿生长缓慢，成年人牙齿早脱等。

发之营养源于血，故称“发为血之余”，但发的生机根于肾，肾藏精，精能化血，精血旺盛，则头发润泽，故肾“其华在发”。由于发为肾之外候，故发的生长与脱落、润泽与枯槁，与肾精关系极为密切。若肾精不足，可见头发稀少、枯槁、早脱、早白。

3. *在志为恐* 肾在志为恐，是指肾的功能活动和七情中的惊恐密切相关。肾精充盛，封藏有度，则在受到惊恐时多表现为虽恐不甚，且能自我调节。若肾精不足，封藏失司，则易惊恐或畏惧，甚至惶惶不可终日；恐惧过度则易伤肾，使肾气不固，可见二便失禁、滑精。

4. *在液为唾* 唾为唾液中较稠厚的部分，为肾精所化生。如多唾或久唾则易耗损肾精。

第二节 六腑

六腑为胆、胃、小肠、大肠、膀胱、三焦的总称，共同生理功能是受盛和传化水谷，具有通降的特性。

一、胆

胆与肝相连，附于肝中，内藏胆汁，故有“中精之腑”“清净之腑”之称。胆的主要生理功能是储藏和排泄胆汁。

胆汁由肝分泌，然后进入胆中储藏，并通过胆道排泄于小肠。胆汁，别称“精汁”“清汁”，藏于胆中，故胆属奇恒之腑。胆汁有助于饮食物的消化，故胆又属六腑。胆赖于肝的疏泄作用将胆汁排入小肠之中，以促进饮食物的消化。肝胆功能正常，则胆汁排泄畅达，脾胃运化旺盛。若肝胆功能失常，胆汁的分泌与排泄受阻，可影响脾胃的运化功能，见厌食、腹胀、腹泻；胆汁外溢，浸渍肌肤等，可见黄疸；胆汁上逆，可见口苦、呕吐黄绿苦水等。

二、胃

胃，又称胃脘，分上、中、下三部。胃的上部称为上脘，包括贲门；下部称为下脘，包括幽门；上、下脘之间称为中脘。胃的主要生理功能是受纳、腐熟水谷，主通降。

1. 受纳、腐熟水谷 受纳，即接受、容纳；腐熟，是指胃具有把饮食物初步消化形成食糜的功能。胃接受由口摄入的饮食物，容纳并暂存于胃中，故称胃为“太仓”。气血的化生都源于胃所受纳的水谷，故又称胃为“水谷之海”。在容纳的过程中，依靠胃的腐熟将水谷初步消化成食糜。若胃有病，受纳异常，可见纳呆、厌食、多食易饥等；腐熟异常，可见胃脘疼痛、嗳腐泛酸等。饮食物经过胃受纳、腐熟，其精微物质由脾之运化而营养周身，脾胃的这种功能概括为“胃气”。胃气关系着人体的生命活动和存亡，故“有胃气则生，无胃气则死”，临床上十分注重保胃气。

2. 主通降 胃主通降是指胃的气机宜通畅、下降。饮食物入胃，经胃腐熟后，必须下入小肠，再经过小肠泌别清浊，其浊者下移大肠，变为粪便排出，保证了胃肠虚实更替的状态，这是由胃气通降而完成的。如胃失通降，胃气上逆，可见恶心、呕吐、呃逆、嗳气等。

重点提示

人以胃气为本。保胃气是防治疾病的重要原则。

三、小　　肠

小肠上接幽门，与胃相通，下连大肠。小肠的主要生理功能是受盛化物，泌别清浊。

1. 受盛化物 受盛，即接受、盛纳；化物，即变化、消化。受盛化物功能主要表现在两方面：一是小肠盛受了由胃下移的食糜；二是经胃初步消化的食糜，在小肠内必须停留一定的时间，由小肠对其进一步消化和吸收。若受盛功能失常，可见腹胀、腹泻等。

2. 泌别清浊 泌，即分泌；别，即分别；清，即精微物质；浊，即代谢产物。泌别清浊是指小肠将受盛于胃的食糜分别成水谷精微和代谢产物两部分的功能。清者由脾转输而吸收，浊者下降入大肠。小肠吸收水谷精微的同时，也吸收大量的水液，故称“小肠主液”。小肠的泌别清浊与二便的生成有关，其功能正常，则水液和糟粕各走其道，二便就正常；如功能失常，清浊不分，可见水谷混杂、便溏泄泻、小便短少等，根据这一理论，临床上治疗泄泻可采用“利小便而实大便”的方法。

四、大　　肠

大肠上接小肠，下接肛门。大肠的主要生理功能是传化糟粕。

传化，即传导、变化。大肠接受由小肠下移的饮食残渣，再吸收其中的部分水分，使之形成粪便，经肛门排出，故称为“传导之官”。大肠在传导由小肠下注的饮食残渣时，将部分水液再吸收，故称“大肠主津”。大肠传导失常，可见便秘、泄泻等。

五、膀　　胱

膀胱上有输尿管，与肾相通；下有尿道，开口于前阴。膀胱的主要生理功能为储尿和排尿。

在津液代谢过程中，水液通过肺、脾、肾等的作用，布散全身，发挥濡润机体的作用。水液被人体利用之后，下归于肾，经肾的气化作用，升清降浊，清者回流体内，浊者下输膀胱，变成尿液,储存于膀胱中,达到一定量时,通过肾的气化作用,使膀胱正常开合,则尿液及时排出。若膀胱功能失常,可见尿少、尿闭、尿频、尿失禁等。

六、三 焦

三焦是上焦、中焦、下焦的总称。膈以上者为上焦,包括心与肺,上焦接受来自中焦脾胃的精微物质,通过心肺宣散,布散于全身,发挥其营养滋润作用;膈以下到脐者为中焦,包括脾与胃,脾胃运化饮食物;脐以下者为下焦,包括肝、肾、大肠、小肠、膀胱等,下焦疏通二便,排泄废物。

对三焦解剖形态的认识,至今尚无统一看法,但对三焦生理功能的认识,基本是一致的。

1. 通行元气　元气是人体最根本的气,源于肾,为生命活动的原动力。元气通过三焦而输布至五脏六腑,以激发、推动各个脏腑的功能活动,故三焦是元气运行的通道。

2. 水液运行的道路　人体津液代谢虽由多个脏腑共同完成,但必须以三焦为通路,才能正常运行。若三焦水道不利,则水液运行受阻,可见小便不利、水肿。

第三节　脏腑之间的关系

人体以五脏为中心,六腑相配合,通过经络使脏与脏、脏与腑、腑与腑密切联系,构成一个有机整体。脏腑在生理上相互协调、相互为用,在病理上相互影响、相互传变。

一、脏与脏之间的关系

(一)心与肺

心主血,肺主气,故心与肺的关系,就是气和血的关系。心主血脉,上朝于肺,肺主宗气,贯通心脉,两者相互配合,保证气血的正常运行,以维持机体的新陈代谢。如肺气虚会影响到心行血,可见胸闷、口唇发绀等;心气不足,血液运行不畅,也将影响肺宣降,可见咳嗽、气促等。

(二)心与脾

心主血而行血,脾生血又统血,故心与脾的关系主要表现在血的生成和运行方面。脾气健运,生血充足,则心有所主;脾气旺盛,统摄有权,则血行有序。心血充足,脾得所养,则运化健旺。血液运行,一方面要靠心气推动,另一方面还要靠脾气统摄才不至于溢出脉外。如心血不足,脾失所养,会致脾气虚;脾气虚,气血生化不足或血液外溢会致心血虚,心无所主,可见心悸、失眠、食少、便溏、腹胀等心脾两虚的病证。

(三)心与肝

心与肝的关系主要表现在血液和神志两方面。心主血,肝藏血,共同维持血液的运行。心行血正常,则血液供应充分,肝有所藏;肝藏血充足,气机调畅,血脉充盈,则能助心行血。肝血不足可致心血亏虚,心血不足亦可致肝血亏虚,最终导致心肝血虚。

心主神明,肝调畅情志。神志虽由心主宰,但与肝的疏泄密切相关,两者协调,才能精神饱满,情志舒畅。若肝阳上亢,可见烦躁易怒、心悸、失眠等。

(四)心与肾

心位于上,为阳,五行属火;肾位于下,为阴,五行属水。生理情况下心阳应下降于肾,助肾阳,温肾水,使肾水不寒;肾阴则须上济于心,滋心阴,制约心阳,使心火不亢,心肾之间这种正常的相互帮助、相互制约的关系，称为“心肾相交”“水火相济”。病理状态下心肾之间的水火、阴阳动态平衡失调，称为“心肾不交”。如肾阴不足以滋润心阴，制约心阳，则导致心阳过亢，见心烦、失眠、多梦、腰膝酸软、遗精等。

（五）肺与脾

肺与脾的关系主要表现在气的生成和津液的输布代谢两方面。人体的气主要是由肺吸入的自然界清气和脾胃运化的水谷精气组成，故肺主呼吸功能和脾主运化功能的强健，是人体气旺的保证。如肺气不足会致脾气虚，可见咳嗽、食少、少气懒言等。

津液在体内的输布代谢主要是由肺的通调水道及脾的运化水液来完成。肺以脾所运化输布的水谷精微为营养，才能使其功能得到保障；而脾运化水液功能，也需要肺的宣降、通调水道功能来实现。如脾虚运化失调，水湿内停，生成痰饮，会影响肺的宣降，可见咳嗽、喘息、痰多等，故有“脾为生痰之源，肺为贮痰之器”之说。

（六）肺与肝

肺与肝的关系主要表现在气机的升降方面。肺主肃降，肝主升发，升降协调，则气机通畅。如肝气郁结，气郁化火，肝升太过，灼肺伤津，肺降不及，会气火上逆，可见胁痛、易怒、咳逆、咯血等肝火犯肺证。

（七）肺与肾

肺与肾的关系主要表现在津液代谢和呼吸运动两方面。肾主水，肺通调水道，水液只有经过肺宣降，才能正常布散到全身；浊液下归于肾，下归于肾的水液，通过肾的气化，使清者升腾，通过三焦回流体内，浊者变成尿液输入膀胱，从尿道排出。肺、肾密切配合，共同参与对津液代谢的调节，其中肾居于重要地位。如肺失宣降，或肾气化失调，均可影响津液代谢，可见尿少、水肿、咳嗽、喘促等。

肺司呼吸，肾主纳气，人体的呼吸虽由肺所主，但需肾的纳气作用来协助。肾气充盛，吸入之气才能经过肺之肃降而下纳于肾，肺、肾相互配合，共同完成呼吸运动，故说“肺为气之主，肾为气之根”。如肾气虚不能摄纳肺吸入之清气，气浮于上，可见气喘、动则喘甚、呼多吸少等。

（八）肝与脾

肝主疏泄，脾主运化，故肝与脾的关系主要是疏泄与运化的关系。肝主疏泄，分泌胆汁，输入肠道，帮助脾胃对饮食物的消化，故脾得肝之疏泄，则升降协调，运化健旺。脾为气血生化之源，脾气健运，水谷精微充足，才能不断地输送和滋养于肝，肝才能保持疏泄的正常。如肝失疏泄影响到脾胃功能，可见抑郁、胸闷、腹胀、腹泻等肝脾不和的病证。

（九）肝与肾

肝与肾的关系主要是精和血相互滋生、相互转化的关系。肝藏血，肾藏精，肝血需要肾精的滋生，肾精又赖肝血的不断充养，肝血与肾精相互滋生、相互转化，故称“精血同源”“肝肾同源”。如肾精亏虚会致肝血不足，而肝血不足也会致肾精亏虚，可见腰膝酸软、耳聋眼花等肝肾阴虚的病证。

（十）脾与肾

脾与肾的关系主要是先后天的关系。肾为先天之本，脾为后天之本，脾气健运，需要肾阳温煦，肾精也需脾运化的水谷精微滋养，即先天温养后天，后天滋养先天。如肾阳虚不能温煦脾阳，致脾阳虚；或脾阳久虚进而损及肾阳，引起肾阳亦虚，可见腰膝、脘腹疼痛，久泻不止等脾肾阳虚的病证。

二、腑与腑之间的关系

六腑的共同生理功能是受盛、传化水谷，故腑与腑之间的关系主要体现在饮食物的消化、吸收和排泄过程中的相互联系和相互配合上。

饮食物经胃的受纳、腐熟而下传至小肠，小肠承受胃的食糜，再进一步消化，胆排泄胆汁入小肠以助消化，小肠泌别清浊，清者通过脾的转输营养全身，浊者进入大肠，经大肠传化变为粪便，从肛门排出。小肠主液，大肠主津，吸收的水液经脾的转输、肺的宣降下输于肾，经肾的气化作用，升清降浊，浊者渗入膀胱由尿排出。水液的运行、输布和排泄，又是以三焦为通道的。总之，饮食物的消化、吸收和废物的排泄是由六腑分工合作共同完成的。

六腑之间在病理上相互影响，如胃有实热伤及津液，会致大肠传导不利，可见便秘；大肠燥结，便秘不通，也会使胃失和降，胃气上逆，可见恶心、呕吐等。

重点提示

六腑以通为用，以降为顺。

三、脏与腑之间的关系

脏属阴为里，腑属阳为表，脏腑之间通过经络互相络属构成阴阳表里关系。

（一）心与小肠

心与小肠通过经络的互相络属构成表里关系。如心经实火移热于小肠，可见尿少、尿赤、尿痛等小肠实热的表现；小肠热盛循经上炎于心，可见心烦、口舌生疮等心火亢盛的表现。

（二）肺与大肠

肺与大肠通过经络的互相络属构成表里关系。肺气肃降有助于大肠的传导，大肠传导又有助于肺气的肃降。如肺失肃降，津液无法下行导致大肠的传导不及，可见便秘；大肠传导不及，腑气不通，又会影响肺气的肃降，可见咳嗽、气喘、胸闷等。

（三）脾与胃

脾与胃通过经络的互相络属构成表里关系。脾主运化，胃主受纳；脾主升，胃主降；脾属阴，喜燥恶湿，胃属阳，喜润恶燥；脾与胃一运一纳，一升一降，一阴一阳，一润一燥，共同完成饮食物的消化吸收和水谷精微的转输。如脾虚则胃会受影响，可见食少、恶心、呕吐等；胃失和降也会影响脾之运化，可见腹胀、腹泻等。

（四）肝与胆

肝与胆通过经络的互相络属构成表里关系。胆储存和排泄胆汁的功能依赖于肝的疏泄功能，肝疏泄失常会影响胆，胆汁的排泄失常也会影响肝的疏泄，故肝胆“同主疏泄”。如肝病常影响到胆，胆病也常波及肝，可见肝胆同病。

（五）肾与膀胱

肾与膀胱通过经络的互相络属构成表里关系。肾形成的尿液，储藏于膀胱；膀胱储尿、排尿，依赖于肾的气化，肾气充足，固摄有权，则膀胱开合有度。如肾气虚，固摄不利，膀胱开合失职,可见小便不利、癃闭或遗尿、尿频等。

第四节 精、气、血、津液

精、气、血、津液是构成人体的基本物质,也是维持人体生命活动的基本物质。精、气、血、津液是人体脏腑经络等组织生理活动的产物,也是这些组织进行生理活动的物质基础。在人体生命活动过程中,精、气、血、津液不断被消耗,又不断得到化生和补充。故精、气、血、津液和脏腑经络等组织之间有着十分密切的关系。精、气、血、津液之间也存在着密切联系。

一、精

(一)精的基本概念

精是指人体内的精微物质,是人体生命的根本,是构成人体和维持人体生命活动的最基本物质之一。精有广义和狭义之分。广义之精,泛指构成人体和维持人体生命活动的一切精微物质,包括气、血、津液以及从饮食物中吸收的水谷精微等,统称为精气;狭义之精,是指具有繁衍后代作用的生殖之精,是促进人体生殖功能的基本物质。

(二)精的生成

人体精的生成禀受于先天而充养于后天,故从精的生成来源而言,有先天之精和后天之精的区分。先天之精禀受于父母,是构成胚胎的原始物质,主要秘藏于肾。后天之精来源于饮食水谷,又称为“水谷之精”。人出生以后,要依赖脾胃对饮食物的消化吸收,将其转化为水谷精微,以营养各个脏腑组织,维持正常的生命活动。由于这部分精微来源于后天,故称为后天之精。后天之精在供给脏腑生理活动需要后,其剩余部分输送到肾中加以储藏,以充养肾所藏的先天之精。先天之精要不断得到后天之精的充养才能维持正常的生理作用,而后天之精的生成要靠先天之精的活力资助。因此,无论是先天之精或是后天之精的匮乏,均能产生精虚的病理变化。

(三)精的生理功能

精的生理功能是:主持人体的生长、发育和生殖,濡养脏腑,生髓化血。肾中精气的盛衰盈亏决定着机体的生、长、壮、老、已。肾精衰少与某些先天性疾病、生长发育不良、生殖功能低下和衰老密切相关。

二、气

(一)气的基本概念

气的概念同时具有生命物质和生理功能两种含义,一指气是构成人体和维持生命活动的精微物质,如水谷之气、呼吸之气等;二指气是脏腑组织的功能活动,如脏腑之气、经络之气等。两种气互相联系,互相促进,前者是后者的物质基础,后者是前者的功能表现,同时充盈于全身的内外上下,发挥着重要的生理作用。

(二)气的生成

人体的气源于先天精气、后天的水谷精气和自然界清气,通过肺、脾和肾等共同作用而生成。肾中精气、水谷精气和自然界清气供应充足,肺、脾胃和肾等功能正常,人体的气才充沛。如肺、脾胃和肾等任何一方的功能失常,均会影响到气的生成。

(三)气的功能

1. 推动作用　是指气具有激发和推动作用。具体表现为:能激发和促进人体的生长发育及各脏腑组织的生理功能,推动血液、津液的生成、运行等。如推动作用减弱,则影响人体的生长发育,使脏腑经络等组织的生理功能减退,出现血液和津液的生成不足,运行迟缓等。

2. 温煦作用　是指气具有温暖作用。具体表现为:人体的体温恒定需气的温煦作用来维持,血和津液等液态物质的运行都需在气的温煦作用下进行。如温煦作用减弱,则畏寒肢冷,血液和津液的运行迟缓等。

3. 防御作用　是指气具有护卫肌表,抵御邪气等作用。具体表现为:一是护卫肌表,抵御外邪;二是邪正交争,驱邪外出;三是自我修复,恢复健康。如防御作用减弱,则外邪易于侵入人体而患病,患病后不易康复等。

4. 固摄作用　是指气对血液、津液、精液等物质的稳固、统摄,以防止其无故流失的作用,具体表现为:气能摄血,使血液循行于脉中,而不至于溢出脉外;气能摄津,约束汗液、尿液、精液等,防止其异常丢失。如固摄作用减退,可见出血、自汗、多尿、遗精等。

5. 气化作用　气化是指气的运动产生的各种变化,具体表现为:精、气、血、津液等不同物质的新陈代谢及其相互转化等。人体的生命活动全赖气化,气化是生命活动的本质所在。如气化作用失常,则影响整个物质代谢过程,影响饮食物的消化吸收,影响气、血、津液的生成、输布,影响汗液、二便的排泄等。

(四)气的运动

气的运动称作"气机"。人体的气处于不断的运动中,它运行于全身各脏腑经络等组织中,无处不到,时刻推动和激发着人体的各种生命活动。气的运动形式多种多样,在理论上可以将它们归纳为升、降、出、入四种基本运动形式,气运动的场所是人体脏腑经络、形体官窍等组织。气的运动只有在脏腑经络等组织的生理活动中才能具体体现出来。如肺的呼吸体现着气的出入运动,肺的宣降体现着气的升降运动。气的升降出入运动一旦停止,人的生命活动也就终止了。

一般来说,五脏藏精气宜升,六腑传化物宜降。就五脏而言,心肺在上宜降;肝肾在下宜升;脾居中通连上下,为升降的枢纽。虽然各脏腑体现的运动形式各有侧重,但整体气的升降出入始终处于相互协调的平衡状态,以维持人体正常的生理活动,即"气机调畅"。一旦升降出入失于协调平衡,即"气机失调",如气运行阻滞不通,称作"气滞";气上升太过或下降不及,称作"气逆";气上升不及或下降太过,称作"气陷";气不能外达而结聚于内,称作"气郁"或"气结"等。

(五)气的分类

1. 元气　是人体最原始的、源于先天而根于肾的气,是人体生命活动的原动力,又名"原气"。

(1)生成:根于肾,由先天之精化生,并赖后天之精充养。

(2)分布:由肾通过三焦,内至五脏六腑,外达肌肤、五官九窍,遍布周身。

(3)主要功能:推动人体的生长、发育,温煦和激发脏腑经络等组织。如元气不足可见小儿生长发育迟缓,成年人未老先衰,脏腑组织功能低下等。

2. 宗气　积聚于胸中,又称作"上气海"或"膻中"。

(1)生成:由水谷精气和自然界清气生成。饮食物经过脾胃化生为水谷精气,水谷精气赖脾之升清转输于肺,与肺从自然界吸入的清气结合化生为宗气。

(2)分布:积聚于胸中,贯注于心肺之脉。

(3)主要功能:一是走息道以行呼吸。宗气上走息道,推动肺的呼吸,凡言语、声音和呼吸的强弱均与宗气的盛衰有关。二是贯心脉以行气血。宗气贯注心脉之中,助心推动血液循行,即"助心行血",故气血的运行与宗气盛衰有关。如宗气不足可见语声低微、呼吸微弱、血瘀等。

3. 营气 是血脉中的具有营养的气,故称"营气"。由于营气行于脉中,又能化生血液,故"营血"并称。营气与卫气相对而言,属阴,故又称"营阴"。

(1)生成:由脾胃运化的水谷精气化生,是水谷精气中"精粹"部分。

(2)分布:行于脉中,营运于全身。

(3)主要功能:化生血液和营养全身。营气经肺注入脉中,成为血液的组成成分之一;营气循脉运行全身,为脏腑经络等全身组织的生理活动提供营养。

4. 卫气 是行于脉外的具有保卫作用的气,故称"卫气"。卫气与营气相对而言,属阳,故又称"卫阳"。

(1)生成:由脾胃运化的水谷精气化生,是水谷精气中"慓疾滑利"部分。

(2)分布:因其"慓疾滑利",故不受脉管约束,行于脉外。

(3)主要功能:一是护卫肌表,防御外邪。如卫气不足,肌表失于固护,防御低下,则易被外邪侵袭而发病。二是温养脏腑肌肉等全身,以维持体温的相对恒定。如卫气不足,机体失于温煦,可见畏寒等。三是调节、控制腠理的开合。如卫气不足,腠理开合失度,可见自汗、多汗或无汗等。

元气、宗气、营气、卫气的比较见表3-2。

表3-2 元气、宗气、营气、卫气比较

	组 成	分布	功 能
元气	先天之精化生,赖后天之精充养	肾中	推动人体的生长和发育,温煦和激发脏腑经络
宗气	水谷精气和自然界清气结合而成	胸中	走息道以行呼吸,贯心脉以行气血
营气	水谷精气中"精粹"部分所化生	脉中	营养全身,化生血液
卫气	水谷精气中"慓疾滑利"部分所化生	脉外	护卫肌表,温养机体,调控汗孔

三、血

(一)血的基本概念

血即血液,是循行于脉中富有营养的红色液体物质,是构成人体和维持人体生命活动的基本物质之一。脉是血液循行的管道,又称"血府",血液不能在脉内循行而溢出脉外时,称为"出血"或"离经之血"。

(二)血的生成

血主要由水谷精微所化生的营气和津液组成。营气和津液,都来源于脾胃运化的饮食所化生的水谷精微,所以说"脾胃是气血生化之源"。其次,精血同源,肾精可化血。因肾藏精,主骨,生髓,骨髓可以化血。

(三)血的循行

心主血脉,为血液循行的原动力,脉是血液循行的道路,血在心的推动下循行于脉管之中。肺朝百脉,肺主气、司呼吸,辅助心脏,推动和调节血液的运行。脾主统血,血液就不会溢出脉外。肝主藏血,根据人体动、静的不同状况,调节脉中的血流量,使脉中血液维持在一定水平上,以满足机体的需要。肝主疏泄,能调畅气机,一方面保障肝的藏血,另一方面对血液通畅循行也起着一定的作用。综上所述,血液循行是在心、肺、肝、脾等相互配合下进行的,故其中任何一个脏腑功能失调,都会引起血行失常。

(四)血的功能

1. *营养滋润* 血对全身各脏腑组织起着营养和滋润作用,《难经》概括为"血主濡之"。全身各部无处不是在血的濡养作用下而发挥功能的,如鼻能嗅、目能视、耳能听、手能摄物等都离不开血的濡养作用。

2. *神志活动的物质基础* 血液充盛,神得所养,则精力充沛,思维敏捷。如血液亏虚,神失所养,可见失眠、多梦、昏迷等。

四、津 液

(一)津液的基本概念

津液是人体内一切正常水液的总称,包括各脏腑组织内的正常体液和正常的分泌物,如胃液、关节液、汗液和尿液等。

津与液虽同属水液,但在性状、功能及分布部位等方面又有一定的区别。质地清稀,流动性大,布散于体表皮肤、肌肉和孔窍等部位,起滋润作用者,称为津;质地稠厚,流动性小,灌注于骨节、脏腑、脑、髓等组织,起濡养作用者,称为液。津和液之间可相互转化,故津和液常同时并称。

(二)津液的代谢

津液的生成、输布和排泄,是一个涉及多个脏腑的复杂过程。津液源于饮食,通过脾胃对饮食物的运化而生成。津液的输布,依靠脾气散精,肺通调水道,肾主水,经三焦通道,使津液外达皮毛,内灌脏腑,输布全身。津液的排泄,主要依靠汗液、尿液等排出,肺气宣发,将津液输布到体表皮毛,被阳气蒸化而形成汗液,由汗孔排出;经肾之气化形成尿液,由膀胱排出。总之,津液代谢的生理过程需要多个脏腑的综合作用,其中以肺、脾、肾三脏为要,尤以肾的功能最为关键。如三脏功能失调则可影响津液的生成、输布和排泄等,破坏津液代谢的平衡,可致津液生成不足、水液停滞等。

(三)津液的功能

1. *滋润濡养* 津液以水为主体,具有较强的滋润功能,含有多种营养物质,具有营养功能。如体表的津液能滋养皮肤,体内的津液能滋养脏腑等。

2. *化生血液* 津液渗入脉管中,参与血液的构成,所以也是化生血液的基本成分之一。

五、精、气、血、津液之间的关系

精、气、血、津液等均是构成人体和维持人体生命活动的基本物质,故精、气、血、津液之间存在着极为密切的关系。

(一)精和气的关系

精能化气,气能生精,精与气相互滋生、相互依存。肾精和肾气互生互化,相互为用,常合称为肾中精气。肾精化生元气,水谷精微化生宗气、营气、卫气,全身各脏腑之气都依赖于精的滋养,而精的生成,又依赖于气的充盛。所以,精盈则气盛,气足则精充;若精亏则气衰,气虚则精不足。气不仅能生精,又能固精。气失固摄,则精关不固,出现早泄、滑精。

(二)气和血的关系

气是血液生成和运行的动力,血是气的物质基础和载体。“气为血之帅,血为气之母”。“气为血之帅”表现在:血液的生成有赖于脏腑的气化,叫“气能生血”;血液在脉管内正常循行,有赖于心气的推动、肺气的宣发、肝气的疏泄,叫“气能行血”;血液在脉管内正常循行而不溢于脉外,又需要得到气的固摄,叫“气能摄血”。“血为气之母”表现在:气的生成和发挥作用,需要得到血的供养,血旺则气足,叫“血能生气”;气依附于血而存在,血是气的载体,叫“血能载气”。

在病理上,气与血则相互影响,气虚则导致血虚,血虚可导致气虚,均可形成气血两虚;气滞可导致血瘀,血瘀可导致气滞,均可形成气滞血瘀;急性大出血时,血脱气无所附,血脱气亦脱。

(三)气和津液的关系

津液和血液都是液体物质,所以气和津液的关系与气和血的关系非常相似。

津液的化生,有赖于脾胃之气的运化,叫“气能生津”。津液的输布和排泄,全赖于脾气的转输,肺气的宣降。肾气的气化,叫“气能行(化)津”。津液在体内代谢,亦需要气的固摄,叫“气能摄津”。气在体内的存在,不仅依附于血,且依附于津液,故津液亦是气的载体,叫“津能载气”;气也需要从津液那里获得濡养,叫“津能生气”。

在病理上,气与津液则相互影响。若脾虚不能生津,则导致津液不足或气津两虚。若肺、脾、肾三脏功能失调,津液的输布与排泄发生障碍,可导致津液的停聚,叫“气不行(化)水”。若气虚不能固摄,可导致津液的无故流失,出现多汗、遗尿等;在多汗、多尿或吐泻等津液大量流失的情况下,亦可出现“气随津脱”的病证。

(四)精、津液和血的关系

1. 精血同源　血是由水谷精气所化生,精也有赖于水谷精气的培育补充,二者同出一源,故称“精血同源”。精血相互滋生,相互转化,相互影响。肝藏血,肾藏精,精血相互滋生。肝血依赖肾精的滋养,肾精又依赖肝血的不断补充。在病理上,如肾精亏损,可导致肝血不足;肝血不足亦可导致肾精亏损,二者均可形成“肝肾阴虚”证。

2. 津血同源　津液和血都来源于饮食,由脾胃所化生,故有“津血同源”之说。津液渗注于脉管之中,即成为血液的重要组成部分。在病理情况下,血和津液也相互影响。如在失血过多时,脉外之津液可渗透到脉内,以补充血液的不足,此时由于脉外津液的不足,常见到口渴、尿少、皮肤干燥等症;反之,在高热、吐泻等脉外津液耗伤时,脉内之津液亦可渗透到脉外,形成血脉空虚、津枯血燥证。

讨论与思考

1. 五脏的生理功能各有哪些?
2. 脏与腑的主要区别是什么?
3. 说出精、气、神的含义。
4. 气的功能有哪些?
5. 简述气与血的关系。

(朱文慧)

第 4 章

经　络

学习要点

1. 经络的概念、组成和生理功能。
2. 十二经脉的命名、分布、走向和交接规律、流注次序。
3. 奇经八脉的主要生理功能。

第一节　经络的概念、组成和生理功能

一、经络的概念

经络是经脉和络脉的总称，是人体运行气血、联络脏腑肢节、沟通上下内外、感应传导信息、调节功能平衡的通道。经，即路径，经脉是分布于人体深部，纵行的主干，且有一定的循行路线；络，即网络，络脉循行部位较浅，纵横交错，网络全身，且循行无规律。经脉和络脉彼此紧密联系，相互衔接，如环无端，共同组成经络系统，使人体成为一个有机的整体。经络是中医学理论体系的重要组成部分。

二、经络的组成

经络系统主要由经脉和络脉组成。经脉主要由正经和奇经组成，络脉由别络、浮络及孙络组成(图 4-1)。

(一) 经脉

正经有 12 条，故又称“十二正经”或“十二经脉”，包括手三阴经、足三阴经、手三阳经、足三阳经。十二正经对称分布于人体两侧，与脏腑有直接的络属关系，相互之间也有表里关系。十二正经是气血运行的主要通道。

奇经有 8 条，即督脉、任脉、冲脉、带脉、阴跷脉、阳跷脉、阴维脉、阳维脉，合称为“奇经八脉”。奇经的分布不像十二正经规则，与脏腑没有直接的络属关系，相互之间也无表里关系。有统率、联络和调节十二经脉的作用。

- 经络系统
  - 经脉
    - 十二经脉（气血运行的主要通道；与脏腑有直接的络属关系）
      - 手三阴经
        - 手太阴肺经
        - 手厥阴心包经
        - 手少阴心经
      - 手三阳经
        - 手阳明大肠经
        - 手少阳三焦经
        - 手太阳小肠经
      - 足三阴经
        - 足太阴脾经
        - 足厥阴肝经
        - 足少阴肾经
      - 足三阳经
        - 足阳明胃经
        - 足少阳胆经
        - 足太阳膀胱经
    - 奇经八脉——十二经脉以外的重要经脉，包括督脉、任脉、冲脉、带脉、阴维脉、阳维脉、阴跷脉、阳跷脉
    - 十二经别——从十二经脉别出的经脉，有加强十二经脉中相为表里的两经之间联系的作用
  - 络脉
    - 别络——十二经脉及任脉、督脉各分出一支别络，加脾之大络，共十五支
    - 浮络——浮现于体表的络脉
    - 孙络——最细小的络脉
  - 连属部分
    - 十二经筋：十二经脉之气结、聚、散、络于筋肉、关节的体系。有连缀四肢百骸，主司关节运动的作用
    - 十二皮部：十二经脉的功能活动反应于体表的部位

图 4-1 经络的组成

(二)络脉

别络是络脉中较大者,有本经别走邻经之意,具有加强十二经脉相为表里的两经之间在体表的联系。十二正经与任、督二脉各有一支别络,加上脾之大络,合称“十五别络”,起加强十二经脉表里两经在体表的联系和渗灌气血的作用。浮络是循行于人体浅表部位,且浮而易见的络脉。孙络是最细小的络脉。

另外,经络系统还包括十二经别、十二经筋、十二皮部。十二正经是经络的最主要组成部分。

三、经络的生理功能

经络的生理功能主要表现为运行全身气血、联络脏腑肢节、沟通上下内外、感应传导信息、调节功能平衡等方面。

(一)沟通联系作用

人体由脏腑、形体、五官九窍和经络等构成。它们虽然各有不同的功能,但又共同组成了有机的整体。人体全身内外、上下、前后、左右之间的相互联系,脏腑、形体、官窍各种功能的协

调统一,主要是依赖经络的沟通联系作用实现的。经络在人体内所发挥的沟通联系主要表现为脏腑与体表之间的联系、脏腑与官窍之间的联系、脏腑之间的联系及经脉之间的联系等。

(二)运输渗灌作用

经络运输渗灌气血的作用,体现在经脉作为运行气血的主要通道而具有运输气血的作用,以及络脉作为经脉的分支而具有布散和渗灌经脉气血到脏腑、形体、官窍及经络自身的作用。各脏腑、形体、官窍及经络自身,得到气血的充分濡养,则能发挥其各自的功能。正是经络的运输渗灌作用,使得气血内溉脏腑,外濡腠理。脏腑、腠理也能在气血的不断循环灌注濡养下,得以正常发挥生理功能。

(三)感应传导作用

感应传导,是指经络系统具有感应及传导针灸或其他刺激等各种信息的作用。经络循行分布于人体各脏腑形体官窍,通上达下,出表入里,并能反映和调节其功能状态。如果肌表受到外界某种刺激,这些信息就会被经络中的经气感受到,沿经络传送至内脏,根据信息的性质和强度的不同产生或补或泻的作用。内脏功能活动或病理变化的信息,亦可由经络中的经气感受,并沿经脉、络脉、经筋、皮部等传达于体表,反应为不同的症状和体征。

(四)调节平衡作用

经络系统通过其沟通联系、运输渗灌气血作用及感应传导作用,对各脏腑形体官窍的功能活动进行调节,使人体复杂的生理功能相互协调,维持阴阳动态平衡状态。当人体发病时,通过经络的调节作用,可促使人体功能活动恢复平衡协调。如针刺足阳明胃经的足三里穴,可以治疗泄泻和便秘;又如针刺手厥阴心包经的内关穴,既可使心率加速,治心动过缓,又可使心率减缓,治心动过速。

第二节　十二经脉

一、命　名

十二经脉对称地分布于人体的两侧,分别循行于上肢或下肢的内侧或外侧,每一经脉又分别隶属于一脏或一腑。命名规律大体可归纳为:循行于上肢的经脉称手经,循行于下肢的经脉称足经。内为阴,外为阳;脏为阴,腑为阳;循于四肢内侧面的经脉称阴经,循于四肢外侧面的经脉称阳经。内侧面有前、中、后,分别为太阴、厥阴、少阴;外侧面有前、中、后,分别为阳明、少阳、太阳。

二、走向和交接规律

十二经脉中气血流行的起止点和方向也各有其规律,经脉走向和交接规律如下:手三阴经从胸走手,交手三阳经;手三阳经从手走头,交足三阳经;足三阳经从头走足,交足三阴经;足三阴经从足走腹(胸),交手三阴经,如此循环不断。阴经与阳经在手足交接,阳经与阳经在头面部交接,阴经与阴经在胸中交接(图 4-2)。

十二经脉的走向口诀:手之三阴胸内手;手之三阳手外头;足之三阳头外足;足之三阴足内腹(胸)。

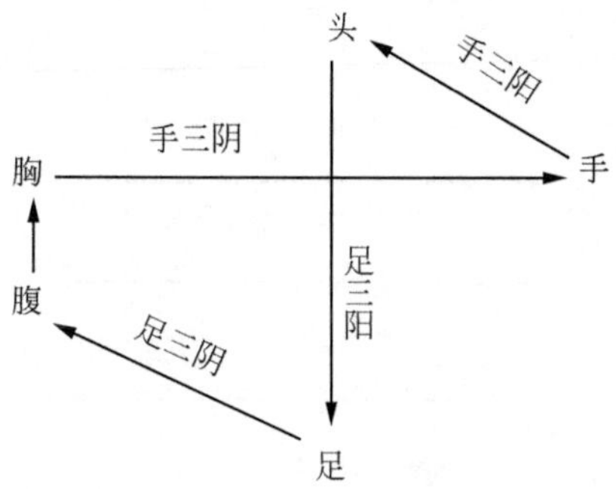

图4-2 十二经脉走向交接规律

三、分布规律

十二经脉在体表的分布是有一定规律的,大体可归纳为如下三方面。

1. 头部 手足三阳经交接于头面,故有"头为诸阳之会"之说。其分布规律是阳明经行于额面部,少阳经行于头侧部,太阳经行于头顶及头枕部,足厥阴经上通巅顶。

2. 躯干部 手三阴经从腋下出于体表,手三阳经行于肩胛部,足三阳经中的阳明经行于前、太阳经行于后、少阳经行于侧面,足三阴行于腹面。行于腹面的经脉,自内向外为足少阴肾经、足阳明胃经、足太阴脾经和足厥阴肝经,足厥阴肝经布胁肋,绕少腹,绕阴器。

3. 四肢部 阴经行于内侧,太阴在前、厥阴在中、少阴在后,特殊情况见于足三阴经在足内踝上8寸以下为厥阴在前、太阴在中、少阴在后;阳经行于外侧,阳明在前、少阳在中、太阳在后(表4-1)。

表4-1 十二经脉的名称及分布特点

	阴经(属脏)	阳经(属腑)	循行部位(阴经行于内侧,阳经行于外侧)	
手	太阴肺经	阳明大肠经	上肢	前线
	厥阴心包经	少阳三焦经		中线
	少阴心经	太阳小肠经		后线
足	太阴脾经	阳明胃经	下肢	前线
	厥阴肝经	少阳胆经		中线
	少阴肾经	太阳膀胱经		后线

注:三阴经在足内踝上8寸以下为厥阴在前、太阴在中、少阴在后。

四、表里关系

手足三阴经与三阳经,通过各自的经络相互沟通,组成六对"表里相合"关系(图4-3)。

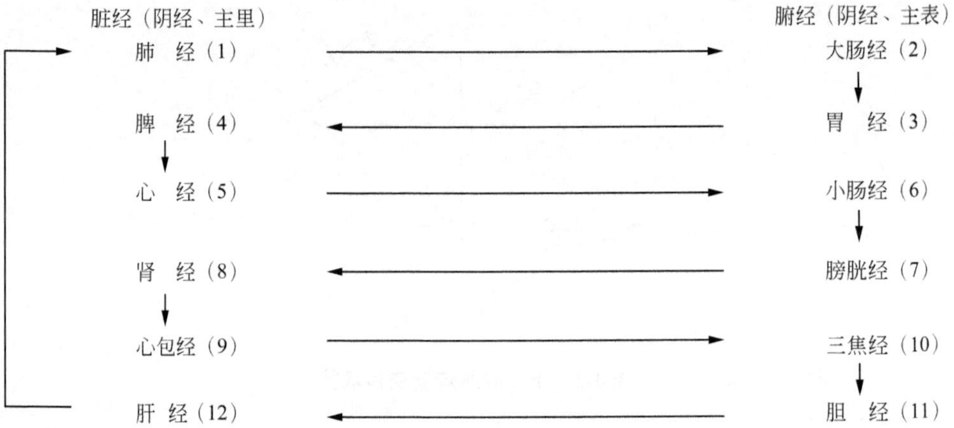

图 4-3 十二经脉表里关系

互为表里的经脉，都在四肢末端交接，均循行分布于四肢内外相对应的位置上（足厥阴肝经与足太阴脾经在内踝尖上 8 寸以下交叉变换前后位置），并各自络属于相为表里的脏或腑，即阴经属脏络腑，阳经属腑络脏。如足阳明胃经属胃络脾，足太阴脾经属脾络胃。如此则既加强了表里两经的联系，又促进了相为表里的脏与腑在生理功能上的相互协调和配合。表里两经及其络属的脏腑之间在病理上也可互相影响，如肺经受邪影响大肠腑气不通而便秘，心火亢盛循经下移小肠而见尿痛、尿赤等。治疗时，可根据表里经的经气互相沟通的原理，交叉使用相表里的两经腧穴。

五、流注次序

十二经脉的流注从手太阴肺经开始，按照走向和交接规律，传至手阳明大肠经、足阳明胃经、足太阴脾经……依次传至足厥阴肝经，再传回手太阴肺经，构成了一个周而复始，如环无端的流注系统，使气血周流全身（图 4-4）。

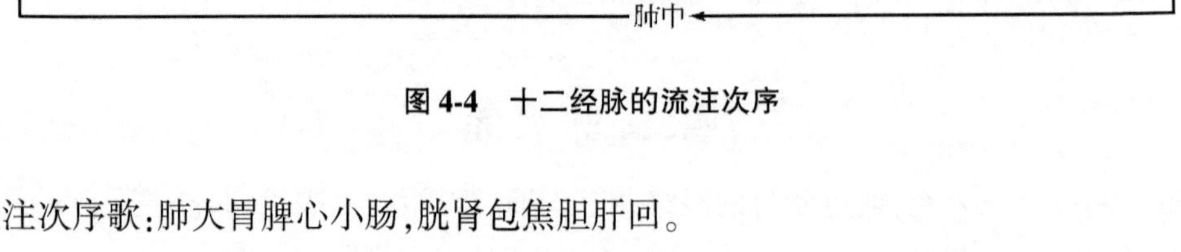

图 4-4 十二经脉的流注次序

流注次序歌：肺大胃脾心小肠，胱肾包焦胆肝回。

第三节 奇经八脉

奇经八脉，是督脉、任脉、冲脉、带脉、阴跷脉、阳跷脉、阴维脉、阳维脉的总称。奇经是与正经相对而言的，由于其分布不如十二经脉那样有规律，与五脏六腑没有直接的络属联系，相互之间也没有表里关系，有异于十二正经，故称为“奇经”。又因其数有八，故曰“奇经八脉”。

奇经八脉是十二经脉之外的重要经脉，在经络系统中发挥着统率、联系、调节等作用。由于奇经八脉不同于十二正经，在循行分布等方面均有异于经络系统中的其他组成部分，故其功能也具有自己的特点，主要表现在以下几方面。

一是密切十二经脉的联系。奇经八脉在循行分布过程中，不但与十二经脉交叉相接，加强十二经脉间的联系，补充十二经脉在循行分布上的不足，而且对十二经脉的联系还起到分类组合的作用。如督脉为“阳脉之海”；任脉为“阴脉之海”；冲脉通行上下前后，渗灌三阴三阳，有“十二经脉之海”之称；带脉约束纵行诸经，沟通腰腹部的经脉。

二是调节十二经脉气血。当十二经脉气血满溢时，就会流入奇经八脉，蓄以备用；当十二经脉气血不足时，奇经中所涵蓄的气血则溢出给予补充，以保持十二经脉气血的相对恒定状态，有利于维持机体生理功能的需要。

三是与某些脏腑关系密切。奇经八脉虽然不似十二经脉那样与脏腑有直接的络属关系，但它在循行分布过程中与脑、髓、女子胞等奇恒之腑以及肝、肾等脏有较为密切的联系。

一、督 脉

督脉起于胞中，下出会阴，沿脊柱上行，至项后风府穴处进入颅内，络脑，并由背部及头项部正中线，到上唇系带处。“督”，有总督、督管、统率之意。其主要功能：一是调节阳经气血，为“阳脉之海”；二是反映脑、髓和肾的功能。

二、任 脉

任脉起于胞中，下出会阴，沿阴阜、腹部和胸部正中线上行，至咽喉，上行至下颌部，环绕口唇，沿面颊，分行至目眶下。“任”，有担任、妊养之意。其主要功能：一是调节阴经气血，为“阴脉之海”；二是任主胞胎，任脉起于胞中，与女子月经来潮及妊养、生殖功能有关。

三、冲 脉

冲脉起于胞中，下出会阴，从气街部起与足少阴经相并，挟脐上行。散布于胸中，再向上行，经喉，环绕口唇，到目眶下。“冲”，有要冲之意。其主要功能：一是调节十二经气血，为“十二经脉之海”；二是调节月经，主生殖。

四、带 脉

带脉起于季胁，绕身一周，环行于腰腹部。带脉能约束纵行诸经，主司妇女带下。

督脉为“阳脉之海”，任脉为“阴脉之海”。“冲为血海”“任主胞胎”。

第四节　经络在中医学中的应用

经络不仅可以说明人体的生理功能，而且在阐释疾病病理变化、指导疾病诊断与治疗方面，也具有极为重要的价值。

一、阐释病理变化

经络在生理上能运行气血，濡养脏腑组织，起着抗御外邪、保卫机体的作用。但在病理状态下，经络又是病邪传入的途径。

(一)外邪由表传里的途径

由于经络内属于脏腑，外布于肌表，因此当体表受到病邪侵袭时，可通过经络由表及里，由浅入深，逐次向里传变而波及脏腑。如外邪侵袭肌表，初见发热恶寒、头身疼痛等表邪不解的症状，若不及时治疗，久之则内传于肺，出现咳嗽、胸闷、胸痛等。

(二)体内病变反应于外的途径

由于内在脏腑与外在形体、官窍之间，通过经络密切相连，故脏腑病变可通过经络的传导反映于外。临床上可用经络阐释五脏六腑病变所出现的体表特定部位或相应官窍的症状和体征，并可用“以表知里”的思维方法诊察疾病。如足阳明胃经入上齿中，手阳明大肠经入下齿中，故胃肠积热可见齿龈肿痛。

(三)脏腑病变相互传变的途径

脏腑病变的相互传变，亦可用经络理论来解释。由于脏腑之间有经脉相互联系，所以一脏腑的病变可以通过经络传到另一脏腑。如足少阴肾经“入肺”“络心”，所以肾水泛滥，可以“凌心”“射肺”。

二、指导疾病的诊断

经络循行起止有一定的部位，并络属相应脏腑，内脏的疾病可通过经络反应于相应的形体部位。根据经脉的循行部位和所络属脏腑的生理病理特点来分析各种临床表现，可推断疾病发生在何经、何脏、何腑，并且可根据症状的性质和先后次序来判断病情的轻重及发展趋势。如两胁疼痛，多为肝胆疾病。如头痛：痛在前额者，多与阳明经有关；痛在两侧者，多与少阳经有关；痛在头顶及后项部，多为太阳经病变；痛在巅顶，主要与足厥阴肝经有关。

三、指导疾病的治疗与护理

经络被广泛用于指导临床各科疾病的治疗，是针灸、推拿及药物疗法的理论基础。

针灸、推拿疗法，是以经络作为理论基础的常用治病及保健方法。经络能够通行气血，沟通上下内外，联络脏腑形体官窍，感应传导信息，协调阴阳，同时又是病邪入侵和疾病传变的通道。利用经络的这些特性，用针灸、推拿等多种方式刺激腧穴，以达到调理经络、气血及脏腑功能，扶正祛邪的治疗目的。

药物对机体某些脏腑经络的病变起特殊的选择性治疗作用，是以经络为通道，以气血为载体，通过经络的传输，到达病所而发挥治疗作用的，这就产生了“药物归经”理论。如白芷、柴胡、羌活都可以治头痛，但是阳明经头痛常选白芷，少阳经头痛善用柴胡，太阳经头痛则选用羌活。

讨论与思考

1. 十二经脉的走向和交接规律如何？
2. 奇经八脉中督脉、任脉、冲脉各有何生理功能？

（丁炳干）

第 5 章

病因病机

学习要点

1. 六气与六淫的区别。
2. 六淫、七情的致病特点。
3. 痰饮、瘀血的形成及病证特点。
4. 正邪的概念。
5. 基本病机。

第一节 病　　因

病因是引起疾病发生的原因。主要包括六淫、疫气、七情、饮食、劳逸、痰饮和瘀血等。中医认识病因,主要是以病证反映出来的临床表现为依据,通过分析疾病的症状、体征来推求病因,这种方法称为“辨证求因”。

一、六　　淫

(一)六淫的基本概念

淫,有太过、浸淫之意。六淫是风、寒、暑、湿、燥、火 6 种外感病邪的统称。六气,是指风、寒、暑、湿、燥、火 6 种正常的自然界气候。六气是万物生长的条件,对人体是无害的,只有当气候变化异常,超过了一定限度,如六气的太过或不及,非其时而有其气,以及气候变化过于急骤,或当人体正气不足,抵抗力下降时,则可导致疾病的发生,此时便称为“六淫”,又称“六邪”。

(二)六淫致病的共同特点

1. 外感性　六淫多从肌表、口鼻侵犯人体。故有“外感六淫”之称。六淫所致疾病称为“外感病”。

2. 季节性　六淫致病常有明显的季节性。如春季多风病,夏季多暑病,长夏多湿病,秋季多燥病,冬季多寒病等。

3. 地域性　六淫致病常与生活地域和居住环境密切相关。如西北高原地区多寒病、燥病,东南沿海地区多湿病、温病,久居潮湿环境多湿病,高温环境作业多患火热燥病。

4. 相兼性 六淫既可单独侵袭人体发病,又可两种以上同时侵犯人体而致病。如风寒湿痹则是"风寒湿三气杂至,合而为痹也。"

5. 转化性 六淫致病以后,在一定条件下,其病理表现可发生转化。如寒邪郁久可化热等。

(三)六淫的性质和致病特点

1. 风邪 风为春季主气。风邪致病以春季为多,但四季均有。其性质和致病特点如下。

(1)风为阳邪,其性开泄,易袭阳位:风具有轻扬、升发、向上、向外的特性。故风邪易使腠理疏泄开张,侵犯人体的头部、肺脏、肌表等阳位,常见头痛、汗出、恶风、鼻塞、咽痒、咳嗽等。

(2)善行而数变:善行,是指风邪致病,病位行无定处的特征。如风痹的四肢关节疼痛,游走不定,又称为"行痹"。数变,是指风邪致病具有发病迅速、病情变化无常的特点。如风疹具有瘙痒时作、疹块发无定处、此起彼伏、时隐时现等特征。

(3)风性主动:主动,是指风邪致病具有动摇不定的特征。常表现为眩晕、震颤、四肢抽搐、角弓反张、两目上视等。

(4)风为百病之长:长者,首也。风邪常兼他邪合而伤人,为外邪致病的先导,如外感风寒、风湿、风热、风燥等证;风邪袭人致病最多。故称"百病之长""六淫之首"。

2. 寒邪 寒为冬季主气。寒邪为病,以冬季多见。寒邪伤于肌表,称为"伤寒";寒邪直中脏腑,称为"中寒"。其性质和致病特点如下。

(1)寒为阴邪,易伤阳气:寒为阴盛的表现,故为阴邪。感受寒邪,最易损伤阳气。如寒邪袭表,伤及卫阳,可见恶寒;寒邪直中脾胃,则见脘腹冷痛、呕吐、腹泻等。

(2)寒性凝滞,主痛:凝滞,即凝结、阻滞不通。寒邪侵犯人体,往往会使经脉气血凝结阻滞,"不通则痛"。如寒邪客于肌表,凝滞经脉,则头身肢节疼痛;痹证中的寒痹,寒邪偏胜,故关节疼痛剧烈,故又称"痛痹"。这类疼痛的特点是遇寒加重,得热减轻。

(3)寒性收引:收引,即收缩、牵引。寒邪侵袭人体可表现为气机收敛,腠理闭塞,经络、筋脉收缩而挛急的致病特点。若寒邪侵袭肌表,腠理闭塞,表现为无汗;若寒滞经络及关节,则筋脉、经络收缩拘急,可见筋脉、关节屈伸不利,拘挛作痛等。

3. 暑邪 暑为夏季主气。具有明显的季节性,主要发生在夏至以后,立秋之前。暑纯属外感,无内生之说。其性质和致病特点如下。

(1)暑为阳邪,其性炎热:暑为夏季火热之气所化,具有酷热之性,故暑为阳邪。其致病多表现出一系列典型的阳热之证,如高热、面赤、目红、心烦、脉象洪数等。

(2)暑性升散,易伤津耗气:暑邪侵犯人体,阳性升发,可致腠理开泄而多汗。汗出过多,气随津泄,导致津气两虚,故临床上患者不仅出现口渴喜冷饮、尿赤短少、气短乏力等气津两伤的表现。甚则气随津脱,出现突然昏倒、不省人事、手足厥冷等。

(3)暑多挟湿:夏季气候炎热,且又多雨潮湿,故暑邪常挟湿邪侵犯人体,因而暑病除有发热、烦渴等暑热症状外,还常兼见四肢困倦、胸闷、呕吐、大便溏泄不爽等症。

4. 湿邪 湿为长夏主气。长夏乃夏秋之交,此时为一年之中最为潮湿的季节,故长夏多湿病。此外,久处潮湿环境、淋雨涉水等原因使湿病四季均可发生。其性质和致病特点如下。

（1）湿为阴邪，易阻遏气机，损伤阳气：湿与水同类，故为阴邪。湿邪侵犯人体，最易阻遏气机，使气机升降失常，常出现胸闷脘痞、大便不爽、小便短涩等。湿为阴邪，易损伤阳气，尤以抑制脾阳运化水湿的能力，致水湿停聚，发为腹泻、尿少、水肿等。

（2）湿性重浊：重，即沉重、重着。湿邪致病，常见周身困重，四肢倦怠，头重如裹等。如湿痹以关节疼痛，酸楚重着为主，又称"着痹"。浊，即混浊、秽浊。多指分泌物和排泄物等具有秽浊不清的特点。临床常见面垢眵多，大便溏泄，下痢脓血，小便浑浊，妇女带下过多，湿疹流水等。

（3）湿性黏滞：黏，即黏腻；滞，即停滞。一是症状的黏滞性，如大便黏腻不爽，小便涩滞不畅，舌苔黏腻等。二是病程的缠绵性，多反复发作，缠绵难愈，病程较长。如湿疹、湿痹（着痹）等病。

（4）湿性趋下，易袭阴位：湿性类水，具有趋下、下注的特点。故湿邪致病，易于伤及人体下部。如水肿多以下肢较为明显；淋浊、泄痢、妇女带下等多由湿邪下注所致。

5. 燥邪　燥为秋天主气，又称秋燥。有温燥和凉燥之分：初秋有夏热之余气，病多温燥；深秋近冬，病多凉燥。其性质和致病特点如下。

（1）燥性干涩，易伤津液：干，即干燥；涩，即涩滞。燥邪致病最易损伤人体的津液，出现口干唇燥、鼻咽干燥、皮肤干燥或皲裂、毛发干枯不荣、小便短少、大便干结等。

（2）燥易伤肺：肺为娇脏，喜润恶燥。肺开窍于鼻，外合皮毛，燥邪伤人，常从口鼻而入，故燥邪最易伤肺。燥邪犯肺，常见鼻燥咽干、干咳少痰，或痰黏难咳，或痰中带血。肺与大肠相表里，燥邪自肺影响到大肠，则可出现大便干燥。

6. 火（热）邪　火为热之极，火邪多由热生，二者同性。火（热）盛于夏季，但四季均可发生。其性质和致病特点如下。

（1）火为阳邪，其性炎上：火热之邪具燔灼躁动、升腾向上之性，故属阳邪。火热之邪伤人，常见高热、烦渴、肌肤灼热、面红目赤、小便短赤、脉洪数等。火性炎上，故以头面部火热症状尤为突出，如口舌生疮糜烂、牙龈肿痛、目赤肿痛、头晕头痛等。

（2）易消灼津液：火热为病，除有热象外，常伴有口渴喜冷饮、咽干舌燥、小便短赤、大便燥结等伤津病证。由于津液耗伤，故分泌物、排泄物变为黄而稠，如鼻涕黄稠、目眵黄浊、小便色黄、脓水黄稠、带下黄赤等。

（3）易生风动血：生风，是火热之邪侵犯人体，耗伤津血，使筋脉失养，而致肝风内动，此称为"热极生风"，临床常见高热、神昏谵语、四肢抽搐、两目上视、颈项强直、角弓反张等。动血，火热邪气易灼伤脉络，迫血妄行，而致各种出血，如吐血、衄血、皮肤发斑、女性月经过多、崩漏等。

（4）易致肿疡：火热邪气入于血分，聚于局部，腐肉败血，形成痈肿疮疡。临床表现除火热症状外，往往有局部红肿热痛，甚至化脓溃烂等。

（5）易扰心神：火热与心相通应，其性躁动，火扰心神，轻者心神不宁而心烦、失眠，重者出现狂躁不安，或神昏、谵语等。

重点提示

1.“六气”成为“六淫”的关键在于是否导致机体发病。
2. 风性善行而数变,风为百病之长。
3. 寒为阴邪,易伤阳气,主痛,主收引。
4. 暑性升散,伤津耗气,暑多夹湿。暑邪只有外感,没有内生。
5. 湿性重浊、黏滞,易袭阴位。
6. 燥性干涩,易伤肺伤津液。
7. 火性燥灼,易生风动血,易致肿疡,易扰心神。

二、疠 气

(一)疠气的概念

疠气,是一类具有强烈传染性的外感病邪。又称为“疫疠”“疫毒”“异气”“乖戾之气”等。所致疾病称为“疫病”“瘟病”“瘟疫病”,如大头瘟、疫痢、白喉、天花、霍乱、鼠疫等。《温疫论》明确提出:“温疫之为病,非风非寒,非暑非湿,乃天地间别有一种异气所感。”

(二)疠气的致病特点

1. 传染性强,易于流行　疠气可通过空气、食物或蚊叮虫咬等途径在人群中传播,故具有强烈的传染性和流行性。《温疫论》说:“此气之来,无论老少强弱,触之者即病。”

2. 发病急骤,病情危笃　一般来说,疠气致病发病急骤,来势凶猛,病情危重。《温疫论》记载“缓者朝发夕死,重者顷刻而亡。”

3. 一气一病,症状相似　疠气种类繁多,一种疠气引起一种疫病,其临床症状基本相似。如白喉,无论患者是男女老少,均表现为鼻、咽、喉黏膜有白色假膜形成、犬吠样咳嗽和全身毒血症状。

(三)疠气发生和流行的因素

1. 自然灾害与气候反常　如地震、水涝、久旱酷热、湿雾瘴气等均可滋生疠气而导致疾病的发生。

2. 环境卫生　如水源、空气污染,食物污染,饮食不当,均会引起疫疠。

3. 预防措施　预防隔离措施工作不力,往往会导致疫病传染或流行。

4. 社会因素　社会因素对疠气的发生与疫病的流行,有较大的影响。如战乱不停、社会动荡不安、工作环境恶劣、生活极度贫困、卫生防疫条件落后等,则疫病易于发生和流行。只有国家安定,卫生设施齐全,防疫措施得力,疫病才能得到有效的预防与控制。

重点提示

疠气有别于六淫,最为突出的是具有强烈的传染性,包括现代医学的许多传染病。

三、七　　情

（一）七情的含义

七情是指喜、怒、忧、思、悲、恐、惊7种情志变化，是人体对外界事物和现象不同情志刺激的反应。七情在人体正常状态下不会使人致病。只有当过于突然、强烈或持久的不良情志刺激，超过了人体心理承受和调节能力，引起脏腑气血功能紊乱，才会导致疾病的发生。七情致病，直接影响内脏是造成内伤疾病的主要因素，故称为“内伤七情”。

（二）七情的致病特点

1. 直接伤及内脏　情志活动是以五脏精气作为物质基础的。《素问》说：“人有五脏化五气，以生喜怒悲忧恐。”因此七情致病，与五脏的功能有不可分割的关系。如心主喜，过喜则伤心；肝主怒，过怒则伤肝；脾主思，过思则伤脾；肺主忧，过忧则伤肺；肾主恐，过恐则伤肾。但由于人体是一个有机的整体，心藏神，为五脏六腑之大主，人体生命活动的主宰，故各种情志刺激首先伤及心神，然后可波及其他脏腑引起疾病，所以心在七情发病中起着主导作用。七情所伤的病证临床以心、肝、脾三脏最为多见。如惊喜伤心，则神失所主，出现心悸、失眠、健忘，甚则精神失常等；郁怒伤肝，则见精神抑郁、烦躁易怒、两胁胀痛、善太息、咽中如有物梗阻，或妇女痛经、闭经、乳房胀痛结块等；思虑伤脾，脾失健运则可见食欲不振、脘腹胀满、大便溏泄等。

2. 影响脏腑气机　七情致病常影响脏腑气机，导致气血运行紊乱。

（1）喜则气缓：喜为心志，正常情况下，喜能缓和精神紧张，使气血通利，心情舒畅。但暴喜过度，可使心气涣散，神不守舍，出现精神不能集中，甚则失神狂乱等。

（2）怒则气上：怒为肝志，过度愤怒，导致肝气上逆，血随气升。常见头胀头痛、面红目赤、呕血，甚则昏厥卒倒等。

（3）思则气结：思为脾志，思虑过度，可导致脾气郁结，出现纳呆、脘腹胀满、便溏等。

（4）悲则气消：悲为肺志，过度悲忧则会耗伤肺气，则胸闷气短、精神萎靡、乏力倦怠等。

（5）恐则气下：恐为肾志，恐惧过度，可使肾气不固，气泄于下。常见大小便失禁、精遗、骨痿等。

（6）惊则气乱：是指突然受惊，则心气紊乱，出现惊恐不安、心悸不宁等。

3. 影响病情变化　一般来说，心平气和有利于病情的恢复；而情绪异常波动，则能加重病情。如临床上的高血压病患者，若遇恼怒，可使阳升无制，血气上逆，发生突然晕倒、半身不遂、口眼㖞斜等；心脏病患者，也可因突然剧烈情志波动，出现心绞痛、心肌梗死、甚至猝然死亡。

重点提示

1. 七情致病以心、肝、脾三脏为多见。

2. 喜伤心，怒伤肝，思伤脾，忧伤肺，恐伤肾；喜则气缓，怒则气上，思则气结，悲则气消，恐则气下，惊则气乱。

四、其他病因

(一)饮食失宜、劳逸过度

1. 饮食失宜 饮食是人体摄取营养,维持生命活动的必要物质。但饮食失宜,又是导致疾病发生的原因之一。饮食所伤,主要病及脾胃,累及其他脏腑,发生他病。大病后,余邪未尽,脾胃虚弱,饮食更应有节制,否则可因伤食导致复发,即所谓"食复"。

(1)饮食不节:饮食以适量为宜,过饥过饱都会发生疾病。若长期饥渴,气血津液生化乏源,久之则正气虚弱,御邪无力而生病。相反,如饮食过量或暴饮暴食,可以导致饮食停滞,脾胃损伤。

(2)饮食不洁:不洁饮食,可引发胃肠疾病和肠道寄生虫病,或食物中毒等。

(3)饮食偏嗜:饮食应多样化,偏食常引起某些营养物质的缺乏。如过食肥甘厚味或嗜酒无度,易致痈疽疮毒;过食生冷,损伤脾阳,使寒湿内生,易致脾困纳呆;偏嗜辛辣,可使胃肠积热或皮肤疖疮。

2. 劳逸过度 正常的劳作运动有助于气血流通,增强体质。只有过劳或过逸才能成为致病因素。

(1)过劳:过劳是指过度劳累。包括劳力过度,劳神过度,房劳过度。劳力过度则伤气,久之则神疲消瘦;劳神过度易耗伤心血,损伤脾气;房劳过度则耗伤肾精。

(2)过逸:过逸是指过度安闲,懒于运动。若长期不参加劳动,疏于锻炼,则易使人气血运行迟滞,脾胃功能减弱,筋骨柔脆。

(二)痰饮

1. 痰饮的概念 痰饮是机体水液代谢障碍,停留于体内而形成的病理产物。一般以稠浊者称为痰,清稀者称为饮。由于痰与饮并不能截然分开,故常统称为"痰饮"。

痰又有有形和无形之分。有形之痰,是指视之可见,触之可及,闻之有声的痰而言,如咳嗽而出的痰液,触之有形的痰核。无形之痰,是指视之不见,触之不及,闻之无声,只见其症,不见其形的痰而言。如眩晕、神昏、癫狂等。

2. 痰饮的形成 痰饮的形成,多由外感六淫、七情内伤、饮食不节等,导致肺、脾、肾等脏腑功能失调,水液代谢障碍,水液停聚而形成。

3. 痰饮的病证特点

(1)病证复杂:饮多留积于肠胃、胸胁及肌肤;而痰可随着气的升降,内而脏腑,外至筋骨皮肉,无所不至,形成多种病证。可见眩晕、咳、喘、悸、眩等。这些病证上达于头,下至于足,内至脏腑,外达肌肤,故有"百病皆由痰作祟"之说。

(2)病情缠绵:痰饮具有重浊黏滞的特性,所致病证,多具有沉重、秽浊或不爽的症状,且病程较长,缠绵难愈。

(3)多见滑苔、腻苔、滑脉、弦脉:痰饮为病,其典型舌象为腻苔或滑苔,典型脉象为滑脉或弦脉。

(三)瘀血

1. 瘀血的概念 瘀血是指体内血液停聚而形成的病理产物。包括体内瘀积的离经之血、阻滞于血脉及脏腑内运行不畅之血。

2. 瘀血的形成 导致瘀血形成的因素概括起来有以下5个方面。

(1)气滞致瘀:气为血之帅,气行则血行,气滞则血瘀。

(2)气虚致瘀:气虚,无力推动血液运行,导致血行瘀滞而为瘀;气虚不能统摄血液,可致血溢脉外而为瘀。

(3)血寒致瘀:血得热则行,得寒则凝。寒邪客于血脉使脉道挛缩,则血液凝涩,运行不畅而致瘀。

(4)血热致瘀:热入营血,血热互结,煎灼津液,使血液黏稠而运行不畅;或热灼脉络,而迫血妄行,留于体内,导致瘀血形成。

(5)外伤致瘀:如跌打损伤、金刃所伤、手术创伤等,致使脉管破损而出血,成为离经之血,若未能及时消散或排出体外,留积于体内而成瘀血。

3. 瘀血的病证特点　瘀血的病证虽然繁多,但共同的病证特点为以下几方面。

(1)疼痛:多为刺痛,痛有定处,拒按,且夜间痛更甚,或久痛不愈,反复发作。

(2)肿块:固定不移。瘀在肌肤,可见发绀肿胀;积于体内,则形成癥积,按之有形质硬,或有压痛。

(3)出血:色多紫黯,或夹有血块。

(4)望诊:面色黧黑,肌肤甲错,舌质紫黯,或有瘀点、瘀斑,或舌下络脉曲张发绀等。

(5)脉诊:脉细涩、沉弦或结代。

重点提示

1. 痰饮和瘀血既是疾病过程中形成的病理产物,又是某些疾病的致病因素。
2. 百病皆由痰作祟。
3. 瘀血不去,新血不生。

第二节　病　　机

病机,是指疾病发生、发展与变化的机制。

一、发　　病

发病是指疾病的发生过程。

(一)正邪相争与发病

正,即正气,是指人体的功能活动及抗病、康复能力。邪,即邪气,泛指各种致病因素。疾病的发生和发展,就是邪正相争的过程。

1. 正气不足是发病的内在根据　正气具有抵御外邪入侵,感邪后驱邪外出,修复病理损害及自我调节的功能。正气旺盛,抵抗力强,邪气不易入侵,则不发病。正气不足,抵抗力弱,邪气入侵,则使人发病。故正气不足是发病的内在因素。

2. 邪气是发病的重要条件　中医学重视正气在发病中的主导地位的同时,又不排除邪气的重要作用。认为邪气入侵是发病的直接因素,并可在一定条件下起主导作用。如疠气、雷电、外伤等,即使正气旺盛,也难免受其伤害。

3. 正邪斗争的胜负,决定发病与否 在疾病发生过程中,机体始终处于病邪损害和正气防御之间的矛盾斗争,即正邪相争。若正胜邪退则不病,邪胜正负则发病。正邪相争不仅决定发病与否,而且影响疾病的发展和转归。

(二)影响发病的因素

1. 环境因素

(1)气候因素:四时气候的异常变化是滋生致病邪气的重要条件。不同季节有不同的易感之邪,可导致季节性的发病。如春易伤风、夏易中暑、秋易伤燥、冬易受寒等。

(2)地域因素:不同地域,由于自然条件、气候特点及水土性质的差异,均对疾病的发生有着重要影响,甚至形成地域性的常见病或多发病。如北方气候寒冷,易感寒邪而多寒病;东南沿海气候温暖潮湿,易见湿热病;某些山区,因其水土中缺乏碘质,可致瘿病。

(3)社会因素:一般而言,良好的工作、生活环境和公共卫生条件能有效地减少疾病的发生。反之,动乱的社会环境、不良的工作和生活环境均能致人发病。

2. 体质因素 体质不同对病邪的易感性及耐受性各不相同。一般来讲,体质强壮者,对邪气的耐受性较强,不易发病;体质虚弱者,因其耐受性较差,容易发病。

3. 精神因素 一般来说,精神愉快,情志舒畅,气血调和,正气充盛,邪气难以入侵。反之,精神忧郁,情志不畅,气血不调,正气减弱,则易于发病。若情志波动剧烈,可引起人体气机逆乱,脏腑功能障碍,导致急性发病。长期持续的精神刺激,如忧愁、悲哀、思虑过度等,可逐渐影响脏腑功能,导致疾病发生。

重点提示

正气存内,邪不可干;邪之所凑,其气必虚。

二、基本病机

(一)邪正盛衰

邪正盛衰是指在疾病过程中正气与邪气相互斗争所发生的盛衰变化,决定着病机的虚和实,并直接影响疾病的发展变化和转归。

1. 虚实病机 《黄帝内经》"邪气盛则实,精气夺则虚"是对虚实病机的高度概括。

(1)实:主要指邪气盛,是以邪气亢盛为主要矛盾的一种病理变化。由于邪气强盛,正气未衰,尚能积极抗邪,故正邪斗争剧烈,反应明显,临床表现为亢盛、有余的实证。

实性病变多见于外感病的初、中期,或由于痰、食、水、血等滞留于体内而引起的内伤病证,如痰湿壅盛、食积不化、水湿泛滥、瘀血内阻等。临床常见精神亢奋、壮热狂躁、疼痛拒按、声高气粗、大小便不通、脉实有力等。

(2)虚:主要指正气不足,是以正气亏虚为主要矛盾的一种病理变化。由于机体的精、气、血、津液的不足,脏腑、经络等生理功能减退,抗病能力降低,与邪气斗争难以出现较剧烈的病理反应,临床出现衰弱、不足的虚证。

虚性病变多见于素体虚弱、年老虚损之人,或外感病后期,以及各种慢性消耗性疾病,或大汗、大吐、大泻、大失血之后。临床常见神疲体倦、心悸气短、自汗、盗汗，或五心烦热，或畏寒肢冷、脉虚无力等。

2. 虚实错杂　在疾病过程中，不仅可以产生单纯的虚或实的病理变化，而且随着邪正双方的消长盛衰，还可以形成多种复杂的病理变化。

(1)虚中夹实：是指以正虚为主，又兼夹实邪停留的病理变化。如脾虚之人，运化失职，以致水湿停聚，脾虚不运为正虚，水湿停聚属邪实。

(2)实中夹虚：是指以邪实为主，又兼有正气虚损的病理变化。如外感热病出现的热盛伤津之证，高热汗出、面红目赤等热盛之象是邪实，又见口渴、尿少等伤津之症为虚。

3. 虚实真假　一般情况下，疾病的本质和现象是一致的，疾病的现象可以准确地反映病机的虚实变化。但在某些特殊情况下，人体功能活动和代谢的严重紊乱，就会出现病变的内在本质和外在现象不一致的情况，因而表现出虚实真假的病理。

(1)真虚假实：是指疾病的本质为"虚"，但表现出"实"的临床假象。多由于正气虚弱，脏腑功能减退，激发、推动无力所致。如脾虚不能运化水谷，既可见到食少、乏力、脉虚等脾虚的表现，同时又可见到腹满、腹痛等假实的症状。但其腹满，时有减轻；腹痛，表现为喜按，与实证的腹满不减，腹痛拒按不同。此即为"至虚有盛候"的"真虚假实"。

(2)真实假虚：是指疾病的本质为"实"，但表现出"虚"的临床假象。多由于实邪阻滞，使气血不能外达所致。如热结肠胃的里实证，既可见到大便秘结、腹满硬痛拒按等实热症状，同时又有面色苍白、四肢逆冷等虚寒的假象。此即为"大实有羸状"的"真实假虚"。

(二)阴阳失调

阴阳失调是由于致病因素的影响，导致机体阴阳消长失去平衡协调的一系列病理变化。是对脏腑、经络、气血等的功能失调，以及表里出入、上下升降等气机失常的概括。

1. 阴阳偏盛　属于"邪气盛则实"的实证。

(1)阳偏盛：是指机体在疾病过程中所出现的一种阳气偏盛，功能亢进，热量过剩的病理状态。由于阳是以热、动、燥为特点，故阳偏盛时就会出现热象，如壮热、面赤、烦躁、舌红、脉数等，即所谓"阳盛则热"。阳热亢盛日久，必然耗伤人体阴液，出现口干舌燥、小便短少、大便干燥等，即所谓"阳盛则阴病"。

(2)阴偏盛：是指机体在疾病过程中所出现的一种阴气偏盛，功能障碍或减退，产热不足，以及病理性代谢产物积聚的病理状态。由于阴是以寒、静、湿为特点，故阴偏盛时就会出现寒象，如形寒肢冷、脘腹冷痛、舌淡、脉迟等，即所谓"阴盛则寒"。阴寒长期偏盛，必然损伤人体阳气，出现面色苍白、小便清长、大便稀溏等，即所谓"阴盛则阳病"。

2. 阴阳偏衰　属于"精气夺则虚"的虚证。

(1)阳偏衰：是指机体阳气虚损，功能减退，热量不足的病理状态。其病机特点多表现为机体阳气不足，阳不制阴，阴相对亢盛的虚寒证候。临床常见畏寒喜暖、身冷蜷卧、面色少华、精神萎靡、腹痛喜按、小便清长、下利清谷等。

(2)阴偏衰：是指机体精、血、津液等阴液亏耗，阴不制阳，导致阳气相对偏盛，机能虚性亢奋的病理状态。其病机特点多表现为阴液不足而阳气相对亢盛的虚热证候。临床常见五心烦热、潮热盗汗、颧红消瘦、口燥咽干、尿少便干等。

3. 阴阳互损　是指阴或阳一方虚损而影响到另一方，形成阴阳两虚的病理变化。

(1)阴损及阳：是指阴液亏损较重，导致阳气化生不足或无所依附而耗散，从而形成以阴虚为主的阴阳两虚的病理状态。如肝肾阴虚,阴虚不能制阳,导致肝阳上亢。若病情发展,而损及肾阳,出现畏寒肢冷、面色淡白、夜尿清长等阳虚症状,成为阴损及阳的阴阳两虚证。

(2)阳损及阴:是指阳气虚损较重,导致阴液化生不足,从而形成以阳虚为主的阴阳两虚的病理状态。如肾阳不足,气化失司,津液停聚,泛滥肌肤,而引起浮肿。若肾阳进一步亏损,继而耗伤肾精,使肾阴亦伤,出现形体消瘦、烦躁不安、甚则抽搐等阴虚症状,成为阳损及阴的阴阳两虚证。

4. 阴阳格拒　是指阴或阳的一方偏盛至极,壅遏于内,将另一方排斥格拒于外,迫使阴阳之间不相维系,从而出现真寒假热、真热假寒的复杂病理现象。

(1)阴盛格阳:是指阴寒之邪极盛于内,逼迫阳气浮越于外。其阴寒内盛是疾病的本质,故见四肢逆冷、面色苍白、小便清长、脉微欲绝等。但由于格阳于外,又突然出现面红如妆、烦热口渴、脉大无根等假热之象,此为真寒假热证。

(2)阳盛格阴:是指邪热极盛,深伏于里,阳气郁闭于内,不能外达体表而格阴于外。其阳热内盛是疾病的本质,故见烦渴饮冷、面红气粗、舌红、脉数大有力等。但由于格阴于外,又突然出现四肢厥冷、脉象沉伏等假寒之象,此为真热假寒证。

5. 阴阳亡失　包括亡阴和亡阳,是指机体的阴液或阳气突然大量亡失,导致生命垂危的一种病理状态。

(1)亡阳:是指机体的阳气突然亡失,导致全身功能严重衰竭的一种病理状态。亡阳时,以阳的功能衰竭,尤以温煦、推动、固摄功能衰竭为主要表现,多见大汗淋漓、面色苍白、手足厥冷、精神萎靡、脉微欲绝等。

(2)亡阴:是指机体的阴液突然亡失,导致全身功能严重衰竭的一种病理状态。亡阴时,以阴的功能衰竭,尤以宁静、滋润、内守的功能衰竭为主要表现,多见汗出不止而黏、两颧潮红、躁动不安、呼吸短促、口渴欲饮、脉细数无力等。

由于阴阳互根,阴亡则阳无所依附而散越,导致亡阳;阳亡则阴无以化生而耗竭,导致亡阴,最终导致"阴阳离决",生命活动终止而死亡。

(三)升降失常

升降失常是指疾病在其发展过程中,由于致病因素的影响,导致气的升降出入运动失常,而引起气滞、气逆、气陷、气闭、气脱的病理变化。升降失常是人体各种生理功能及其相互关系出现紊乱的概括。

1. 气滞　气滞,即气机郁滞而流通不畅,从而导致某些脏腑、经络的功能障碍的病理状态。主要由于情志抑郁,或痰、湿、食积、瘀血等阻滞。表现以闷胀、疼痛为其临床特点。临床以肝郁气滞、肺气壅滞、脾胃气滞为多见。

2. 气逆　气逆,即气上升太过,或下降不及,以致气逆于上的一种病理状态。多因情志所伤,或饮食冷热不适,或痰浊壅阻、外邪侵袭等所致。气逆最常见于肺、胃和肝等脏腑。如肺气上逆,可见咳逆、气喘;胃气上逆,发为恶心、呕吐或呃逆、嗳气。肝气上逆,则出现头痛而胀、面红目赤、易怒、咯血、吐血、昏厥等症。

3. 气陷　气陷,在气虚的基础上,以气的升举无力,应升反降为主要特征的一种病理状态。常因素体虚弱,或病久耗伤,或思虑劳倦损伤所致。气陷尤与脾气虚损的关系最为密切,故又常称"中气下陷"。在气虚而升举力量减弱的情况下,就会引起某些内脏的下垂,如胃下垂、子宫脱垂、脱肛等,还可伴见腰腹胀满重坠、便意频频,以及短气乏力、语声低微、脉弱无力等气虚症状。

4. 气闭　气闭，即气机郁闭，气不外达，以致出现突然闭厥的病理状态。多由情志过极，或痰浊、外邪阻滞气机所致。临床上，气机不利，闭塞清窍，可见突然昏厥，不省人事；阳气内郁，不能外达，兼见四肢逆冷，甚则拘挛。肺气闭郁，气道不畅，出现呼吸困难，甚则气急鼻煽，面青唇紫。

5. 气脱　气脱，指气不内守，大量向外亡失，从而导致全身性严重气虚不足，出现功能突然衰竭的病理状态。多由于正不胜邪，正气骤伤；或长期消耗，正气衰竭；或大出血、大汗出、频繁吐下等致使气随血脱或气随津泄所致。可出现面色苍白、汗出不止、目闭口开、全身软瘫、手撒、大小便失禁、脉微欲绝等危重征象。

重点提示

1. 邪气盛则实，精气夺则虚。
2. 阴平阳秘，精神乃治。
3. 阴阳离决，精气乃绝。

讨论与思考

1. 何谓六淫？六淫的性质和致病特点各是什么？
2. 七情是如何影响脏腑气机的？
3. 痰饮、瘀血的病证特点是什么？
4. 邪正盛衰对发病和疾病转归的影响是什么？
5. 试述阴阳失调的基本病机？
6. 气滞、气逆、气陷、气闭、气脱的含义及主要临床表现有哪些？

（郝瑞婷）

第 6 章

诊　法

学习要点

1. 望、闻、问、切四诊的含义及主要内容。
2. 望舌的含义及主要内容。
3. 脉诊的含义及主要内容。

诊法是中医诊察疾病、收集病情资料的基本方法，也是中医护理人员进行病情观察的主要方法。诊法包括望、闻、问、切 4 部分内容，简称“四诊”。

第一节　望　诊

望诊是医护人员运用视觉观察患者身体外在表现的变化来诊察病情的方法。望诊包括全身望诊（望神、色、形、态）、局部望诊（望头颈、躯干、四肢、二阴、皮肤等）和特殊望诊（望排出物、望小儿指纹）。

一、全身望诊

（一）望神

望神是通过观察患者的目光、精神状态及意识思维活动等，来判断精气盛衰，病情轻重及疾病预后的诊察病情的方法。

1. 得神　主要表现为目光明亮、眼转灵活、神志清楚、语言清晰、反应灵敏、活动自如等。得神多为正常，即病则提示正气未伤，病情较轻，预后良好。

2. 失神　主要表现为目光晦暗、瞳神呆滞、精神萎靡、反应迟钝、呼吸气微、甚至神志昏迷、循衣摸床、面色无华等。无神提示正气大伤，病情严重，预后不良。

3. 假神　多见于危重患者突然出现暂时好转的假象。久病、重病、精神极度衰弱的患者，原不多语，声微断续，突现言语不休，声音响亮；原神志模糊，突然转佳；原面色晦暗，忽见颧红如妆；原不欲食，突然食欲增强等。假神提示阴阳即将离决，为临终前的预兆。

（二）望色

望色是通过观察患者皮肤色泽的变化来诊察病情的方法。我国正常人的面色是红黄隐隐，明润含蓄。常色有主、客之分；病色有青、赤、黄、白、黑5种，简称五色。望色可知晓疾病的性质、精气之盛衰等情况。

1. 青色　主寒证、痛证、瘀血、惊风。青为经脉瘀阻，气血不通所致。面色苍白而青，多为风寒外袭，阴寒内盛；面色青黑，多见于疼痛剧烈；久病有气血瘀滞之候，常见面色青黯，口唇青紫；小儿高热，面部、口唇、鼻柱发绀，常是惊风的先兆。

2. 赤色　主热证。赤为热邪使血行加速，充盈皮肤所致。满面通红，多属实热证；午后颧红，多属虚热证。

3. 黄色　主湿证、虚证。黄为湿阻气机，气血不足，肌肤失养，脾虚湿蕴的征象。面色淡黄，枯槁无泽为萎黄，多属脾胃气虚；面黄而虚浮为黄胖，多是脾虚有湿；身目俱黄为黄疸，黄色鲜明为湿热，黄色晦暗为寒湿。

4. 白色　主虚证、寒证、失血。白为阳气不足，气血不荣之候。面色白而无光泽，多为阳气不足；白而虚浮，多为阳虚水泛。

5. 黑色　主肾虚、水饮、瘀血。黑为阴寒水盛或气血凝滞的病色。颜面周身黧黑，多为肾阳衰微；目眶周围灰黑色，可见于肾虚血瘀证；面黑而干焦，为肾精亏虚，虚热内炽；色黑而肌肤甲错，为有瘀血。

（三）望形

望形是通过观察患者形体强弱及胖瘦的变化来诊察病情的方法。发育良好，形体强壮，是体质壮实的表现；发育不良，形体消瘦，为体质虚弱的表现；形体肥胖，肌肉松软，少气乏力，为形盛气虚之候，多属脾虚有痰湿。俗有“肥人多痰，瘦人多火”之说。

（四）望态

望态是通过观察患者动静姿态的变化来诊察病情的方法。阳主动而阴主静，喜动者属阳证，喜静者属阴证。如卧时面常向外，身体能转侧，多为阳、热、实证；卧时面常向里，身重不能转侧，多为阴、寒、虚证。坐而仰首，咳喘痰多，多是痰涎壅盛的肺实证；坐而俯首，气少不足以息，多是肺虚或肾不纳气之虚证。

二、局部望诊

（一）望头颈

1. 望头　头为精明之府，元神所居之处，又为诸阳之会，故望头部的情况，可以判断全身脏腑精气的盛衰。小儿头形过大或过小，伴智力不全者，多属先天不足，肾精亏损；小儿囟门凹陷，多为津液损伤，脑髓不足；小儿囟门高突，多为痰热内蕴或火邪上攻之实热；小儿囟门迟闭，多属肾精不足；头颈强直或头摇不能自主，多是风动之象。

2. 望发　肾之华在发，发为血之余。头发稀疏易落，是肾气亏虚，精血不足；久病落发，多为精血不足；突现片状脱发，多属血虚受风。

3. 望目　目赤红肿，迎风流泪，多属风热或肝火；白睛发黄，为黄疸之征；眼睑淡白，属气血亏虚；眼睑浮肿，多为水肿；眼窝凹陷，多为伤津脱液；小儿睡时露睛，多属脾虚气血不足；瞳孔散大，多属肾脏精气衰竭；两目上视多属肝风内动。

4. 望鼻　主要是望鼻内分泌物和鼻的外形。鼻主要反映肺的情况，鼻流清涕，多属外感风寒；流浊涕，则属外感风热；久流浊涕而有腥臭味的，多是“鼻渊”；鼻翼煽动，呼吸喘促，多见于肺热，或肺肾精气衰竭而出现的喘息；鼻柱溃烂塌陷，多见于麻风或梅毒。

5. 望口 正常口唇颜色红润而有光泽,唇色淡白,多属血虚;唇色青紫,多属寒凝血瘀;唇色深红而干,多为实热证;唇色淡而晦暗,多为虚寒证;口唇糜烂,为脾胃有实热;口唇燥裂,多为燥热伤津;口开不闭,多属虚证;牙关紧闭,多属实证;口腔黏膜近臼齿处现边有红晕的白色小点为麻疹之征兆;口角流涎,多属脾虚湿盛或脾胃有热;口角㖞斜,多为中风。

6. 望齿 龈色淡白,多为血虚不荣;牙龈红肿者,多属胃火上攻;牙齿光燥如石,多为胃热炽盛,津液大伤;干燥如枯骨,多是肾阴枯竭。

7. 望舌 望舌是通过观察患者舌质与舌苔的变化来诊察病情的方法。正常舌象为舌体柔软,活动自如,淡红润泽,不胖不瘦,舌面铺有薄薄的、颗粒均匀、干湿适中的白苔,简称"淡红舌,薄白苔"。脏腑与舌关系密切,"舌为心之苗,又为脾之外候",舌的某一部位与特定脏腑相联系,一般认为,舌尖属心肺,舌中属脾胃,舌根属肾,舌边属肝胆。

望舌时需要充足的自然光线,患者应自然将舌伸出口外,充分暴露舌体,时间不宜太长,以免影响舌质的颜色。有些食物、药物,可以使舌苔染上颜色,出现染色假苔,称"染苔",应予注意。

望舌可探查病邪的性质,判断正气之盛衰,分辨病位之浅深,推测病势之趋向。

(1)望舌质:主要是观察舌质颜色和舌体形态的变化,以判断脏腑气血之盛衰等。

1)望舌色

淡白舌:主虚证、寒证。舌色淡白多属气血两虚,阳气不足之象;舌淡白不泽或舌体瘦薄,则属气血两虚;舌淡白少津,多属阳虚津亏;淡白湿润,舌体胖嫩,多属阳虚寒湿证。

红舌:颜色深呈鲜红色。主热证。有虚实之分,舌色鲜红起芒刺或兼黄厚苔,多属实热证;舌红少津则属虚热证;舌尖独红为心火亢盛;舌边红赤,为肝胆火旺。

绛舌:舌色深红为绛舌。主病有外感与内伤之别。外感病若舌绛或有红点、芒刺,为温病邪热深入营分、血分的标志;内伤杂病中若舌绛少苔或无苔,有裂纹,多是阴虚火旺之象;绛舌独见于舌尖为心火亢盛;舌中绛红为胃阴已伤;全舌红绛为热在心包。

紫舌:舌质青紫或有青紫色瘀点斑块为紫舌。主热证、寒证、瘀血证。舌绛紫干枯少津,为热盛伤津,营阴受损,气血壅滞;舌淡紫或青紫湿润者,多为阳虚寒凝,气血瘀滞之象;舌面或舌边见紫色斑点、斑块,为瘀点或瘀斑,属血瘀证。

2)望舌形

胖大舌:有胖嫩、肿胀之分。嫩舌多兼虚胖,称胖嫩舌;只胖不嫩者,称肿胀舌。舌体肿胀满口而舌色深红,多属心脾热盛;舌体淡白胖大,舌面水滑,为水饮内停,脾肾阳虚;舌体肿胀,舌色青紫而黯,多见于中毒。

瘦薄舌:舌体瘦小而薄,称为瘦薄舌。若瘦薄色淡,属气血两虚,阴液不充;瘦薄色红绛而干燥无苔者,多属阴虚火旺,津液耗伤;舌体嫩红瘦薄,为心阴不足。

裂纹舌:舌面上有形状各异、深浅不一的裂沟,为裂纹舌。若舌质红绛有裂纹,多属热盛伤津;舌质淡白而有裂纹,多属气血不足,阴液不充之象。

齿痕舌:舌体边缘有牙齿压迫的痕迹,为齿痕舌。多由舌体胖大而受齿缘压迫所致,故齿痕舌常与胖大舌同见。

芒刺舌:舌乳头增生和肥大,形如芒刺,摸之棘手,为芒刺舌。其成因总属邪热亢盛。根据芒刺所在部位,可分辨邪热所在脏腑。

3)望舌态

强硬舌:强硬舌多与高热伤津、风痰阻络、热入心包有关。若见于外感热病,多属热盛伤津而风动;在内伤杂病中出现,多为中风征兆或胃气将绝。

痿软舌:痿软舌多与气血两亏、阴液亏虚、热灼津伤有关。若久病舌淡而痿,多因气血虚极,舌绛而痿,为阴亏已极;新病舌质干红而痿,是热灼津液。总之,舌体痿软在久病中出现多为虚损,在新病中见到多为热灼伤阴。

颤动舌:与热极生风、肝阳化风、气血虚衰有关。若舌淡白而震颤者,多为血虚动风;舌色红绛少津而震颤者,多为热极生风;舌鲜红而舌体颤动,为阴虚而肝风内动。

歪斜舌:多与痰瘀阻滞经络、肝风挟痰有关。单见舌体歪斜,多是中风先兆;舌体偏歪,舌质紫红多为肝风内动。

吐弄舌:吐弄舌与痫证、热盛风动等有关。舌体吐弄,舌红苔黄者,为心火亢盛;舌体吐弄,兼见四肢抽搐,为痫证;弄舌多见于小儿智力发育不全,或为动风先兆。

短缩舌:与寒凝经脉、气血亏虚、热极动风等有关。舌色淡白或青而湿润,短缩者,为寒凝经脉;舌胖苔黏腻者,为痰浊内阻;舌红干燥而短缩,是热盛津伤。

(2)望舌苔:舌苔是舌面附着的苔状物,反映胃气的强弱及病邪的性质、病邪的浅深等情况。望舌苔应注意苔色的变化,苔质的厚薄、润燥、腐腻等情况。

1)望苔色

白苔:主表证、寒证。薄白苔,多为风寒、风湿之邪侵犯肌表;苔白腻者,多为湿浊内停或肠胃有宿食停积;苔白如积粉,为秽浊湿邪内蕴。

黄苔:主里证、热证。苔淡黄为热轻;深黄为热重;焦黄为热极。总之,舌苔愈黄,邪热愈甚。苔黄腻为湿热或食积;舌苔焦黄,里热伤津,腑实燥结;舌尖苔黄,热在上焦;舌中苔黄,热在胃肠;舌根苔黄,热在下焦;外感病舌苔由白转黄,为表邪入里化热之征。

灰苔:舌苔颜色浅黑,主里热证、寒湿证。苔灰而干燥,为热甚伤津,多由黄苔转化而来;苔灰而润多津,为痰饮内停,或寒湿内阻,多由白苔转化而来。

黑苔:黑苔较灰苔色深,是灰苔的进一步发展,说明病情极度严重,既主里热极证,又主寒盛证。苔黑而燥裂,多为热极津枯;苔黑而润滑,为阳虚阴寒内盛。

2)望苔质

厚薄:薄苔主表证,也见于常人;厚苔主里证,内有痰湿食积,胃肠有积滞时厚苔尤为显著。苔之厚薄的变化,可测知病情的轻重进退。一般来说,舌苔由薄转厚,邪盛病进;舌苔由厚转薄,正盛邪退或是内蕴之邪逐渐消退。

润燥:润苔可见于常人,在疾病的过程中见到润苔说明津液未伤;燥苔为津液已伤,阴液亏损或阳虚气不化津。舌苔由润转燥,表示热重津伤;舌苔由燥转润,说明热退津复。

腐腻:苔质颗粒粗大,疏松而厚,形如豆腐渣堆积舌面,刮之易去为腐苔。若苔质颗粒细腻致密,黏滑不易刮去,如涂油彩,为腻苔。腐苔属阳热有余,痰浊食积,也见于内痈。腻苔主食积、痰浊、湿浊等证。

剥脱:舌面的苔状物部分或全部剥脱,为剥脱苔。舌苔脱落,多与胃之气阴不足,正气虚弱有关,也是全身虚弱的征象。苔面脱落范围的大小,多与气阴、气血亏虚的程度有关。脱落的部位也与舌面脏腑相应,舌前部脱落,肺阴亏虚;舌苔中剥,胃阴不足;根部脱落,肾阴亏虚;舌面光洁如镜,为光剥苔,也叫镜面舌,提示胃阴枯竭;不规则的舌苔脱落,界限清楚,形似地图,又称地图舌,多为胃之气阴两伤。

(二)望躯干

望躯干是通过观察患者躯干的外形和动态的变化来诊察病情的方法,包括望胸胁、望腹部和望腰背。

1. 望胸胁 注意观察患者的外形变化和呼吸运动异常。胸廓扁平多为肺肾阴虚;胸廓膨隆多为久病耗伤肺肾;乳房红肿热痛多为乳痈,由外感邪毒所致;呼吸不畅多由肺气失宣。

2. 望腹部 主要了解外形变化。腹部膨隆多由水湿为犯;腹部凹陷则为脾胃虚弱。

3. 望腰背 重点观察外形和活动是否受限。角弓反张多为肝风内动或破伤风;腰部拘急多为寒湿内侵或气滞血瘀。

(三)望四肢

望四肢是通过观察患者四肢形态和动态的变化来诊察病情的方法。四肢痿软多因精气亏虚或湿热浸淫,筋脉失养所致;四肢抽搐多因肝风内动,筋脉拘急所致。

(四)望二阴

望二阴应注意观察前后二阴是否正常,有无硬结、肿胀、溃疡及其他改变。如阴囊或阴户肿胀为阴肿,多见水肿病;阴户中有物突出如梨状为阴挺,多为中气下陷;肛门内外有紫红色柔软肿块突出者为痔,多为肠中湿热蕴结所致。

(五)望皮肤

1. 望形色 皮肤之色如涂丹,热如火灼,为丹毒;皮肤虚浮肿胀,按之有压痕,多属水湿泛滥;皮肤干瘪枯燥为津液耗伤或精血亏损;皮肤粗糙如鳞,按之涩手,肌肤甲错,是血虚夹瘀所致;皮肤、面目俱黄,多为黄疸。

2. 望斑疹 肌肤表面点大成片,平摊于皮下,摸之不碍手者为斑;点小如粟,高出皮肤,摸之碍手者为疹。它是全身性疾病表现于皮肤的体征,多见于外感热病,由邪热郁于肺胃不能外泄,内逼营血所致。斑疹的色泽,以红润为顺,淡滞为逆。望斑疹应注意观察其色泽与形态的变化。

(1)斑:斑有阳斑、阴斑之别。凡斑色红紫,形似云片,兼见身热烦躁,舌红苔黄,脉数等实热证者为阳斑,多见于外感温热病;斑色青紫,隐隐稀少,兼见面色淡白无华,脉虚肢凉者为阴斑,多由脾气虚弱,血失统摄所致。

(2)疹:疹有麻疹、风疹、隐疹之别。凡疹色紫红,形似麻粒,先见于发际颜面,渐延于躯干四肢,按发出顺序消退者为麻疹,属儿科常见传染病;疹色淡红,细小稀疏,伴有皮肤瘙痒,症状较轻的为风疹,由外感风邪所致;皮肤突然出现淡红或淡白色丘疹,形态不一,皮肤瘙痒,出没迅速,搔之融合成片者为隐疹,多由外感风邪或过敏所致。

三、特殊望诊

(一)望排出物

通过观察患者的分泌物、排泄物的色、质、量、形的变化来诊察疾病的方法,称为望排出物。通常来说,排出物清稀者,多为寒证、虚证;色黄、稠黏者,多属热证、实证。二便、痰液、脓液、经带等,有恶臭者,多属实热;略带腥臭者,多属虚寒。如大便臭秽,是热结肠道;便溏腥臭,为脾胃虚寒;矢气酸臭,是内有宿食不化。尿臊黄少,多为下焦湿热。妇女带下气味臭秽多为湿热;带下清稀味腥,多为虚寒。

(二)望小儿指纹

望小儿指纹是观察3岁以下小儿示指掌侧前缘浅表络脉色泽变化来诊察疾病的方法。小儿指纹分为三关,即示指桡侧近掌端第1节为风关,第2节为气关,第3节为命关。

1. 方法　家长抱小儿面向光线充足处,医师用左手握住患儿示指末端,以右手大拇指用适中力量从命关向气关、风关直推数次,使指纹显露,便于观察。正常指纹:浅红微黄,隐现于风关之内,不明显浮露,不超出风关。

2. 临床意义

(1)浮沉分表里:络脉浮露者,多属表证;络脉沉隐者,多属里证。

(2)淡滞定虚实:色浅淡无泽,多属虚证;色深黯滞,多属实证。

(3)红紫辨寒热:紫红,主热证;鲜红,主表寒证;青紫,主风、主痛、主惊风。

(4)长短别轻重:络脉显于风关,为邪气入络,邪浅病轻;达于气关,为邪气入经,邪深病重;达于命关,为邪入脏腑,病情危重;若络脉直达指端,为"透关射甲",病属凶险,预后不良。

重点提示

望舌是中医望诊独特而有效的一种诊法,重点是望舌质和舌苔。

第二节　闻　　诊

闻诊是通过听声音和嗅气味来诊查疾病的方法。

一、听　声　音

1. 语声

(1)语声强弱:语声高亢有力,多言而躁动者,多属实证、热证;语声低微,少言而沉静者,多属虚证、寒证;语声重浊,常见于外感,见于湿浊阻滞,为肺气不宣,鼻窍不畅所致;声音嘶哑,发不出音者,称"失音",如属新病,多系实证,多与外感风热、风寒、痰热壅肺等有关;若属久病,多系虚证,多与肺肾精气不足、阴虚火旺有关。

(2)语言错乱:言为心声,语言的异常多属心神的病变。神志不清,胡言乱语,声高有力,称谵语,多属于热扰心神的实证;神识不清,精神衰疲,语言重复,声音低弱称郑声,为心气大伤、神无所依的虚证;语声粗暴,狂躁妄动,哭笑无常,多是痰火内扰之狂证;抑郁寡欢,自言自语,多是痰气郁闭之癫证。

2. 呼吸　闻呼吸主要观察患者呼吸的快慢、气息的强弱、呼吸音的轻浊等。

(1)少气:呼吸微弱,言语无力,气少不足以息,称为"少气",多因内伤久病、肺肾气虚所致。

(2)气粗:呼吸有力,声高气粗,多属热邪内蕴之实热证。

(3)哮喘:呼吸困难,短促急迫,甚则鼻翼煽动,张口抬肩,不能平卧,称为喘。呼吸急促似喘,喘气时喉中有哮鸣声,称为哮。喘以气息急迫,呼吸困难为特征,哮以喉间哮鸣声为特征，喘不兼哮，哮必兼喘。哮喘有虚实之分，实者多因肺有实邪，气机不利所致。虚者多因肾不纳气所致。

3. 咳嗽 咳嗽是肺失宣降，肺气上逆所致。咳声重浊沉闷有力的，多属实证；咳声低微轻清无力的，多属虚证。

4. 呃逆 呃逆，呃声高亢而短促，响亮有力的，多属实热；呃声低沉而长，声弱无力的，多属虚寒；重病、久病呃逆，呃声短促低微，断断续续，是胃气衰败的危候。

5. 嗳气 嗳气，多见于饱食后，可由宿食不化、肝胃不和、寒邪伤胃、胃虚气逆等原因引起。

二、嗅 气 味

1. 口气 指从口中散发出的异常气味。口气臭秽，多属胃热，与消化不良、龋齿、口腔不洁等有关；口气酸臭，多是胃肠有积滞；口气腐臭者，多是牙疳或有内痈。

2. 排泄物与分泌物 有恶臭味者多属实热证，带腥味者多属虚寒证。大便臭秽为实热，有腥味为寒；矢气奇臭，多为消化不良，宿食停滞；带下清稀腥秽者，多属寒湿；带下黄稠臭秽者，多属湿热。尿甜有苹果味，为消渴病。

重点提示

闻诊中患者语音、咳嗽等声高有力者多属实证，声低无力者多属虚证。

第三节 问 诊

问诊是通过询问患者或家属，以了解疾病的发生、发展、治疗经过、现在症状、既往病史等情况，从而诊察疾病的方法。

一、问 寒 热

寒、热是临床常见的症状，是辨别病邪性质、机体阴阳盛衰的重要依据。凡患者自觉怕冷加衣被，近火取暖，仍觉寒冷的，称为恶寒；虽身寒怕冷，加衣被或近火取暖而有所缓解的，称为畏寒。发热除指体温高于正常者外，还包括患者自觉全身或某一局部发热的主观感觉，如“五心发热”等。

问寒热，首先要问患者怕冷与发热是同时出现，或是单独出现；然后问清寒热的轻重、出现的时间、持续时间的长短、表现特点、伴随症状等。临床常见的寒热症状主要有以下4个类型。

1. 恶寒发热 是指患者恶寒与发热同时出现，多属外感表证，恶寒与发热并见是诊断表证的主要依据，是侵袭肌表，邪正交争的结果。由于感受病邪的性质不同，寒热症状常见以下两种类型。

(1)恶寒重发热轻：患者自觉恶寒明显，发热轻微，这是外感风寒的特征，主风寒表证。因寒为阴邪袭表伤阳，故恶寒重而发热轻。

(2)发热重恶寒轻:患者自觉发热明显,恶寒轻微,这是外感风热的特征,主风热表证。风热均为阳邪,阳邪致病则热重而寒轻。

2. 但寒不热　患者只觉怕冷而不发热,称为但寒不热。可分为以下两种类型。

(1)新病恶寒:可见于外感病初起未发热之时、寒邪直中脏腑经络等,是为实寒证,多因感寒较重,阳气郁遏所致。

(2)久病畏寒:患者畏寒肢冷,得温可减,为里虚寒证。多因阳气虚衰,肌表失于温煦所致。

3. 但热不寒　患者只发热,不恶寒但恶热,称为但热不寒。依据发热的轻重、特点、时间长短等情况,可分为以下3种类型。

(1)壮热:患者高热不退(体温39℃以上),不恶寒,反恶热,称为壮热。多与风寒入里化热,风热内传有关,属阳热炽盛的里实热证。

(2)潮热:发热如潮汐之有定时,即为潮热,临床常见有3种类型。①阴虚潮热:每当午后及入夜发热,多为低热,且有五心烦热的特征,为阴虚火旺所致。②湿温潮热:具有午后热甚,身热不扬的特征,系湿温发热,湿遏热伏之故。③阳明潮热:于日晡阳明旺时而热甚,且多为高热,是胃肠燥热内结所致。

(3)低热:指发热日期较长,而热势仅较正常体温稍高。低热大多发病时间较长,病证复杂,临床中阴虚潮热,气虚发热,温病后期,气郁化火等均可见低热。

4. 寒热往来　恶寒与发热交替而作,称为寒热往来,为半表半里证的特征。可见于疟疾、温病、少阳病。

二、问　　汗

问汗应注意询问汗之有无、时间、部位、汗量之多少及其兼证。

1. 有汗无汗　出汗与恶寒发热、苔薄白、脉浮缓并见是表虚证;伴咽痛,舌尖红,苔薄黄,脉浮数的是风热表证;发热恶寒、无汗属表寒实证;大汗、壮热烦渴属里实热证。如大汗淋漓,伴脉微肢冷,神疲气弱,多属阳虚气脱。

2. 汗出时间　经常汗出不止,活动后更甚的是自汗,多因气虚、阳虚所致;入睡则汗出,醒后则汗止,称为盗汗,多见于阴虚内热证。

3. 汗出部位　若头汗见于大病之后,或老年人虚喘的头额汗出,则多为虚证;重病后期,突然额汗大出,则是虚阳上越,阴不附阳,阴津随气而脱的危象;半身出汗,或上或下,或左或右,为风痰或风湿阻滞经脉,营卫不调或气血不和所致;手足心汗出过多,兼见口燥咽干,便秘尿黄等多为阴经郁热熏蒸所致。

三、问　　痛

疼痛是临床常见的症状,可出现在患病机体的各个部位,其成因很多,可概括为"不通则痛""不荣则痛"。问痛应着重询问疼痛产生的原因、部位、性质、时间和程度等。

1. 疼痛的部位

(1)头痛:根据头痛发生的部位,可判断其病属何经,通常来说,前额痛属阳明经,两侧痛属少阳经,头项痛属太阳经,巅顶痛属厥阴经。

(2)胸痛:胸为心肺所居,心肺的病变,均可引起胸部疼痛。胸部憋闷刺痛多属胸痹;胸痛兼见咳痰腥臭者,多为肺痈。

(3)胁痛:胁为肝胆经脉分布的部位,肝胆及经脉的病变均可导致胁痛。多与肝气郁结、瘀血停着、肝胆湿热、肝阴不足等有关。

(4)脘痛:脘痛亦称胃痛,多因寒、热、食积、气滞等病因导致。临床应根据疼痛的性质、兼证进行辨证。

(5)腹痛:问疼痛应先查明其部位,以判断病变所在的脏腑;结合疼痛的性质及其兼证,了解疼痛产生的原因,来辨病证之虚实。

(6)腰痛:腰为肾之府,腰痛多为肾及局部经脉组织的病变。因于风、寒、湿邪及外伤者均为实证;因肾精不足或阴阳虚损而致者,则为虚证。

(7)四肢痛:指四肢肌肉经脉、关节疼痛,多由风寒湿邪侵袭、脾胃虚损等而致四肢疼痛;若疼痛独见于足跟,甚或掣及腰脊者,多属肾虚。

2. 疼痛的性质 询问疼痛的性质与特点,可分辨疼痛的病因与病机。

(1)胀痛:痛而且胀者为胀痛,是气滞作痛的特点。

(2)刺痛:疼痛如针刺,痛处固定不移,是瘀血疼痛的特点。

(3)隐痛:疼痛不剧,绵绵不休,是虚证的特征。

(4)重痛:疼痛并有沉重之感,多与湿邪阻遏气机有关。

(5)冷痛:疼痛兼有冷感而喜暖,多因寒邪阻络,脏腑经络不得温养所致。

(6)灼痛:疼痛兼有灼热感而喜凉恶热,多因火邪窜络,或阴虚阳热亢盛所致。

四、问饮食口味

问饮食口味注意询问食欲、食量、口渴与口味等方面的情况。

1. 食欲与食量 了解患者的食欲状况,对判断其脾胃功能以及疾病的预后转归有重要的临床意义。食欲减退,为脾失健运所致;食少而见于久病,多属脾胃虚弱;食少伴胸满闷,腹胀苔腻者,多是湿邪困脾;饥不欲食,多为胃阴不足;嗜食异物,是虫积的征象。

2. 口渴与饮水 口渴与否,多反映人体津液的盛衰及输布情况。在疾病的过程中口不渴,说明津液未伤,多见于寒证;若口渴,多提示津液已伤或津不上承;口渴多饮且喜冷饮,属实热证;口不干渴或喜热饮,多属寒证;渴喜热饮而量少,多为痰湿内阻;大渴引饮小便量多,是为消渴证。

3. 口味 主要询问患者口中异常的味觉与气味。口苦属热证,多见于肝胆湿热;口甜而腻,多为脾胃湿热;口中泛酸,多为肝胃蕴热;口淡乏味,常见于脾虚不运。

五、问 睡 眠

1. 失眠 以经常不易入睡,或睡而易醒不能复睡,或时时惊醒不安,甚至彻夜不眠为特征的病证。其病因病机:一是由阴血不足,心神失养;二是病邪干扰,心神不安。

2. 嗜睡 无论昼夜睡意很浓,经常不自主入睡,多由痰湿困遏、清阳不升所致。大病之后精神疲乏而嗜睡,是正气未复之象。

六、问 二 便

询问二便,应注意其性状、颜色、气味、时间、量的多少、排便的次数和伴随症状等。

1. 大便

(1)便秘:大便干燥、排出困难、次数减少、时间延长,称为便秘。伴腹胀痛或发热者,多属实证、热证;久病、老人、孕妇、产后等多因津亏、血少所致者,属虚证。

(2)泄泻:大便次数增多,稀软不成形,称为泄泻。多由外感寒湿、湿热、食积、情志失调等损伤脾胃,运化失常所致;黎明前腹痛作泻,泻后痛减,兼见形寒肢冷,腰膝酸软者,为"五更泄",多由脾肾阳虚所致。

2. 小便　尿量增多,是肾气虚弱,固摄无权所致;尿量减少,既可由津液耗伤,也可因水湿内停,气化不利而致;小便点滴而出,甚则点滴不通,称为癃闭,可因湿热下注,瘀血、结石堵塞而致,也可因肾阳亏虚,气化失常导致;尿频、尿急、小便淋漓不畅涩痛,称为淋证;睡中不自主排尿,称遗尿,多由肾气不固所致。

七、问　经　带

1. 月经　健康女性,从14岁左右开始月经来潮,称为初潮。至49岁左右,月经停止,称为绝经。问月经主要问周期、行经天数、经量、经色、经质及其兼证等情况。

(1)经期:正常月经周期约28天行经1次,行经期一般3~5天。

月经提前8~9天以上,称为月经先期,多因血热迫血妄行,气虚不固所致。周期推后8~9天以上,称为月经后期,多因血虚任脉不充或寒凝、气血瘀滞所致。经期错乱,或前或后为经行先后无定期,多为肝郁气滞所致。

(2)经量:经量是指健康女性经期排出的血量,一般为50~100ml。由于个体素质、年龄的不同,经量略有差异,均属正常生理范围。凡月经量多色红而黏稠者为实证、热证;量多色淡者为气虚证;量少色淡者为精血亏虚证。

(3)经色、经质:正常经色黯红,质地不稀不稠,不夹杂血块。血色淡质清稀者,多为气血亏虚;血色鲜红质稠者,多为热;紫黑有块者多为血瘀。

2. 带下　带下量多、色黄、黏稠臭秽,多属湿热;带下色白如涕无臭,多为脾虚寒湿下注;带下清冷,质稀薄量多,多属肾虚。

八、问　小　儿

小儿除一般问诊内容外,应根据小儿的生理病理特点,注意询问出生前后情况,是否患过传染病及预防接种、喂养、发育情况和父母兄妹的健康状况及有无遗传性疾病等。

第四节　切　　诊

切诊包括脉诊和按诊两部分,是医师在患者的一定部位上进行触、摸、按、压,以了解病情的方法。

一、脉　　诊

脉诊是医师用手指切按患者的动脉探查脉象,以了解病情变化的一种诊察方法。

诊脉临床常用的是"寸口诊法"。寸口脉分为寸、关、尺三部,正对腕后高骨(桡骨茎突)为关部,关前为寸部,关后为尺部。两手各有寸、关、尺三部,共称六脉。它们分候的脏腑是:右寸候肺,右关候脾,右尺候肾(命门);左寸候心,左关候肝,左尺候肾。诊脉时应先让患者稍事休息,然后嘱患者手掌向上平放与心脏处在同一水平。腕下放一脉枕,医师先用中指定关部,再用示指按寸部,环指按尺部,三指呈弓形按在同一水平。切脉时常以轻、中、重3种不同指力诊察脉象,称举、寻、按。小儿寸口脉狭小,不能容纳三指,可用"一指(拇指)定关法",而不细分三部,3岁以下的小儿,可用望指纹法替代切脉。正常脉象又称"平脉"或"常脉"。基本脉象是:寸、关、尺三部有脉,不浮不沉,不快不慢,和缓有力,节律均匀。

1. 常见病脉与主病　疾病反应于脉象的变化,即为病脉。病脉有28种,现将临床常见的16种病脉介绍如下。

(1)浮脉

[脉象]　轻按即得,重按稍弱,如按水中浮木。

[主病]　表证。浮而有力为表实证,浮而无力为表虚证。

(2)沉脉

[脉象]　轻按不得,重按才显。

[主病]　里证。沉而有力为里实证,沉而无力为里虚证。

(3)迟脉

[脉象]　脉来缓慢,一息脉动3~4至。

[主病]　寒证。迟而有力为寒实证,迟而无力为虚寒证。

(4)数脉

[脉象]　脉来急数,一息脉来5至以上。

[主病]　热证。数而有力为实热证,数而无力为虚热证。

(5)虚脉

[脉象]　举之无力,按之空虚,三部脉举按皆无力,为无力脉的总称。

[主病]　虚证。

(6)实脉

[脉象]　亢盛有力,三部举按皆有力,为有力脉的总称。

[主病]　实证。

(7)滑脉

[脉象]　往来流利,如盘走珠,应指圆滑。

[主病]　痰饮、食滞、实热等。

(8)涩脉

[脉象]　应指如轻刀刮竹,往来艰涩不畅。

[主病]　气滞、血瘀、精伤、血少等证。

(9)洪脉

[脉象]　脉幅宽大,如波涛汹涌之势,来盛去衰。

[主病]　阳热亢盛。

(10)细脉

[脉象]　脉细如线,应指明显,按之不绝。

[主病]　血虚、诸虚劳损。

(11)濡脉

[脉象] 浮而细软,如按花絮,应指无力。

[主病] 诸虚、湿证。

(12)弦脉

[脉象] 端直以长,如按琴弦。

[主病] 肝胆病、诸痛、痰饮等。

(13)紧脉

[脉象] 脉来绷急,应指紧张有力,状如牵绳转索。

[主病] 寒证、痛证。

(14)代脉

[脉象] 有规则的歇止,间歇时间较长。

[主病] 脏气衰微、痛证、惊恐、跌打损伤等。

(15)结脉

[脉象] 脉来缓慢兼有不规则的间歇。

[主病] 阴盛气结、癥瘕积聚等。

(16)促脉

[脉象] 脉来急数兼有不规则的间歇。

[主病] 阳盛实热、邪实阻滞等证。

2. 相兼脉 数种脉象同见的,称为相兼脉。相兼脉的主病通常等于构成该相兼脉的各单一脉主病的结合。如浮紧脉,浮脉主表证,紧脉主寒证,浮紧脉主表寒证;浮数脉,浮脉主表证,数脉主热证,浮数脉主表热证,余可类推。

二、按 诊

按诊是医师用手直接触摸或按压患者某些部位,从而推断疾病部位和性质的一种诊察方法。医师用手对患者的肌肤、手足、脘腹及其他病变部位施行触摸按压,以测知局部冷热、软硬、压痛、痞块或其他异常变化,从而推断疾病部位、性质和病情轻重。

1. 按肌肤 主要了解寒热、润燥、肿胀等内容。凡阳证、热证多肌肤灼热;阴证、寒证多肌肤清冷;手足心灼热较甚者,多属阴虚内热。皮肤之润燥,可反映津液是否损伤等。如皮肤润滑的,多属津液未伤;皮肤枯燥的,多属津液已伤。肌肤肿胀而发亮,按之凹陷不起的为水肿;若皮肤绷紧,按之即起的,多属气胀。

2. 按手足 主要是察寒热。诊手足温凉,可判断阳气的盛衰。手足俱凉,多是阳虚寒盛;手足俱热,多是阳盛热炽;手足心热盛,多为内伤;手足背热盛,多属外感。

3. 按脘腹 主要是检查患者脘腹有无压痛及包块。疼痛喜按,局部柔软者为虚证;疼痛拒按,局部坚硬者为实证。腹中包块固定不移,痛有定处,按之有形者,为积为癥,是病在血分;若包块往来不定,痛无定处,聚散无常者,为聚为瘕,是病在气分。

重点提示

脉诊是中医特色诊法，临床用于判断疾病性质、正气强弱以及病情预后等方面，有较高的诊断价值。

讨论与思考

1. 简单描述舌诊主要观察内容及其临床意义？
2. 简单描述脉诊主要观察内容及其临床意义？
3. 试述问诊的临床应用？
4. 如何鉴别斑和疹？
5. 简论疼痛的性质对确定病因的作用？

（赵顺祥）

第 7 章 辨 证

学习要点

1. 八纲基本证候(表里、寒热、虚实、阳阳)的鉴别。
2. 八纲辨证中各证候的辨证要点。

辨证是中医学认识和诊断疾病的方法。辨证的过程即是诊断的过程,是从整体观念出发,运用中医学理论,把四诊所收集的资料进行综合分析,判断疾病的病因、部位、性质和邪正关系,从而做出护理诊断的过程。本章讨论八纲辨证和脏腑辨证。

第一节 八 纲 辨 证

八纲辨证是各种辨证的总的纲领,它根据四诊所获得的资料进行分析综合,以概括病变的大体类别、部位、病邪的性质及邪正盛衰等多方面的情况,从而归纳为阴证、阳证、表证、里证、寒证、热证、虚证、实证等 8 类不同的证候。

一、表 里 辨 证

表里辨证是辨别病变部位、病情轻重和病势趋向的一对纲领。

(一)表证

指六淫病邪经皮毛、口鼻侵入机体所产生的证候。一般有起病急,病位浅,病情轻,病程短的特点。症见恶寒发热,头身疼痛,鼻塞流涕,咳嗽咽痛,舌苔薄白,脉浮等。

(二)里证

泛指脏腑、气血、津液、骨髓等受病所导致的证候。里证的范围极为广泛,涉及脏腑气血等各方面,基本特点是以脏腑症状为主要表现,起病可急可缓,病位较深,病情较重,病程较长。

附:半表半里证

外邪是由表内传,尚未入于里;或里邪透表,邪正相搏表里之间,称为半表半里证。其表现为寒热往来,胸胁苦蛮,心烦喜呕,默默不欲饮食,口苦,咽干,目眩,脉弦等。这种半表半里的认识,基本上类同六经辨证的少阳病证。

二、寒热辨证

寒热是辨别疾病性质的一对纲领。寒热是阴阳偏盛偏衰的具体表现，辨寒热就是辨阴阳之盛衰。

（一）寒证

感受寒邪或阴盛阳虚，机体功能活动衰退所表现的证候。临床以恶寒，或畏寒喜暖，面色苍白，口淡不渴，肢冷蜷卧，舌淡苔白而润滑，脉迟或紧等为主。

（二）热证

感受热邪或阳盛阴虚，机体功能活动亢进所表现的证候。临床以发热喜凉，面红目赤，口渴喜冷饮，小便短赤，大便秘结，舌红苔黄而干燥，脉数等为主。

三、虚实辨证

虚实是辨别邪正盛衰的一对纲领。

（一）虚证

是对人体正气不足，脏腑功能衰退所产生的各种虚弱证候的概括。虚证又有血虚、气虚、阴虚、阳虚的区别。

1. 血虚证　临床以面色萎黄，唇色淡白，眩晕耳鸣，月经量少或经闭，舌质淡，脉细无力等为主。
2. 气虚证　临床以面白无华，少气懒言，神疲乏力，舌淡、脉虚弱等为主。
3. 阴虚证　临床以午后潮热，盗汗，颧红，手足心热，舌红少苔，脉细数等为主。
4. 阳虚证　临床以形寒肢冷，面色淡白，自汗，口淡不渴，舌淡苔白，脉弱等为主。

（二）实证

是对人体感受外邪、或体内病理产物蓄积而形成的各种证候的概括。由于邪气的性质及所在部位的不同，常见的临床表现有发热，形体壮实，声高气粗，胸胁脘腹胀痛、拒按，苔厚腻，脉实有力等。

四、阴阳辨证

阴阳是概括病证类别的一对纲领，即表、热、实属阳，里、寒、虚属阴，为八纲的总纲。

（一）阴证

是机体阳气虚衰，阴寒内盛所表现的证候。临床常见精神萎靡，面色苍白，气短声低，畏寒肢冷，口不渴，小便清长，大便溏泄，舌淡胖嫩，苔白，脉迟弱等。

（二）阳证

是机体热邪壅盛所表现的证候。临床常见身热面赤，精神烦躁，呼吸气粗，口渴喜冷饮，小便短赤，大便秘结，舌红绛，苔黄，脉滑洪实等。

重点提示

八纲辨证是其他各类辨证方法的基础。

第二节 脏腑辨证

学习要点

1. 脏腑辨证的基本证候的鉴别。
2. 脏腑辨证中各证候的辨证要点。

脏腑辨证是以脏腑为基础，根据脏腑的生理功能、病理变化，通过对四诊所收集的资料分析综合，借以推究病因病机，判断疾病的部位、性质、正邪盛衰的一种辨证方法。

一、心与小肠病辨证

心的主要功能是主血脉，主神明。小肠的主要功能是受盛化物，泌别清浊。

（一）心气虚、心阳虚及心阳暴脱

临床常见心悸，气短，活动时加重，自汗，脉细弱或结代为共同症状。兼见面白无华，乏力，舌淡苔白为心气虚；兼见形寒肢冷，心胸憋闷，舌淡胖嫩或紫黯，为心阳虚；兼见冷汗淋漓，四肢厥冷，口唇青紫，神志不清，呼吸微弱，脉微欲绝等为心阳暴脱。

（二）心血虚、心阴虚

临床常见心悸、失眠、健忘、多梦为共同症状。兼见面白无华，眩晕，唇舌色淡，脉细为心血虚；兼见心烦，颧红，潮热，五心烦热，盗汗，咽干口燥，舌红少津，脉细数为心阴虚。

（三）心火亢盛

临床常见心胸烦热，面赤口渴，或口舌生疮，舌尖红赤，苔黄，脉数等。

（四）心血瘀阻

临床常见心悸怔忡，心胸憋闷、刺痛，痛引肩背内臂，时发时止，舌质紫黯或见瘀点瘀斑，脉细涩或结代等。

（五）痰迷心窍

临床常见精神抑郁，表情淡漠，喃喃自语，举止失常；或突然昏倒，不省人事，口吐痰涎，喉中痰鸣，两目上视，手足抽搐；或脘闷作恶，意识模糊，甚则昏迷；舌淡嫩，苔白腻，脉滑等。

（六）小肠实热

临床常见发热，心烦，口渴，口舌生疮，小便赤涩，尿道灼热或尿血，舌红苔黄，脉数等。

二、肺与大肠病辨证

肺的主要功能是主气、司呼吸，宣发肃降，通调水道，朝百脉、主治节。大肠的主要功能是传化糟粕。

（一）肺气虚

临床常见咳喘无力，声音低微，倦怠无力，动则气短，少气短息，痰液清稀，面色淡白，或自汗，畏风，易于感冒，舌淡苔白，脉虚弱等。

(二)肺阴虚

临床常见干咳无痰,痰少黏稠,不易咳出,口燥咽干,声音嘶哑,形体消瘦,午后潮热,颧红,盗汗,舌红少津,脉细数等。

(三)风寒束肺

临床常见咳嗽,痰稀色白,鼻塞流清涕,或兼恶寒发热,无汗,头身疼痛,苔薄白,脉浮紧等。

(四)风热犯肺

临床常见咳嗽,咳痰黄稠,发热,微恶风寒,头痛,口微渴,咽痛,舌尖红,苔薄黄,脉浮数等。

(五)燥邪犯肺

临床常见干咳无痰,或痰少而黏,口、唇、咽、鼻干燥,尿少,苔薄干燥少津,脉浮数或细数等。

(六)痰热壅肺

临床常见咳嗽,咳痰黄稠,发热口渴,呼吸气促,鼻翼煽动,或痰中带血,或咳吐脓血腥臭痰,胸痛,烦躁不安,小便黄,大便秘结,舌红苔黄腻,脉滑数等。

(七)大肠湿热

临床常见腹痛泄泻,下痢脓血,里急后重,肛门灼热,小便短赤,发热口渴,舌红苔黄腻,脉滑数等。

三、脾与胃病辨证

脾的主要功能是主运化,主统血,主升清。胃的主要功能是主受纳、腐熟水谷,胃气主降。

(一)脾气虚

临床常见食少,纳呆,食后胀满尤甚,便溏,少气懒言,四肢倦怠,面色萎黄,舌淡苔白,脉缓弱无力等。

(二)脾阳虚

临床常见腹胀纳少,脘腹冷痛,喜温喜按,口淡不渴,四肢不温,大便稀溏,或肢体浮肿,舌质淡胖或有齿痕,苔白滑,脉沉迟无力等。

(三)中气下陷

临床常见脘腹坠胀,便意频数,肛门重坠,或久痢不止,甚则脱肛,胃下垂等内脏下垂,伴有少气无力,头晕目眩,舌淡苔白,脉虚弱等。

(四)脾不统血

临床常见面色无华,食少便溏,神疲乏力,少气懒言,便血、尿血、肌衄、鼻衄、齿衄,或妇女月经过多,崩漏,舌淡,脉细弱等。

(五)寒湿困脾

临床常见脘腹痞闷,不思饮食,泛恶欲吐,口黏不爽,腹痛便溏,头身重困,肢体浮肿,舌淡胖,苔白腻,脉濡缓等。

(六)胃火炽盛

临床常见胃脘灼痛,吞酸嘈杂,渴喜冷饮,消谷善饥,口臭,或牙龈肿痛,齿衄,大便秘结,小便短黄,舌红苔黄,脉滑数等。

四、肝与胆病辨证

肝的主要功能是主疏泄,主藏血。胆的主要功能是储藏、排泄胆汁,以助消化。

（一）肝气郁结

临床常见精神抑郁，胸胁或少腹胀闷窜痛，善太息，纳呆嗳气，或咽部有异物感，或颈部瘿瘤，或胁下痞块，妇女可见乳房胀痛，月经不调，甚则闭经，脉弦等。

（二）肝火上炎

临床常见头晕涨痛，面红目赤，急躁易怒，口苦咽干，胁肋灼痛，耳鸣耳聋，大便秘结，小便短黄，目赤肿痛，舌红苔黄，脉弦数等。

（三）肝血虚

临床常见眩晕耳鸣，面白无华，爪甲不荣，两目干涩，视物模糊，或见肢体麻木，筋脉拘挛，月经量少或闭经，舌淡，脉细等。

（四）肝阴虚

临床常见头晕耳鸣，胁肋隐痛，两目干涩，咽干口燥，五心烦热，潮热盗汗，舌红少津，脉弦细数等。

（五）肝阳上亢

临床常见头目涨痛，眩晕耳鸣，面部烘热，头重脚轻，急躁易怒，口苦咽干，失眠多梦，腰膝酸软，舌红少苔，脉弦细数等。

（六）肝风内动

是指患者出现以眩、麻、抽、颤等具有“动摇”特点为主的一类证候。可分为肝阳化风、热极生风、血虚生风与阴虚生风4种类型。

（七）肝胆湿热

临床常见胁肋胀痛灼热，口苦，纳呆，大便不爽，小便短黄，或身目发黄，或见阴囊湿疹，睾丸肿胀热痛，带下黄臭，外阴瘙痒，苔黄腻，脉弦滑数等。

（八）寒凝肝脉

临床常见少腹冷痛，痛引少腹，睾丸坠胀，遇寒加重，得温痛减，苔白，脉弦紧等。

五、肾与膀胱病辨证

肾的主要功能是藏精，主水，主纳气。膀胱的主要功能是贮尿、排尿。

（一）肾气虚

临床常见腰膝酸软，头晕耳鸣，神疲乏力，阳萎，遗尿，舌淡，脉沉弱等。

（二）肾阳虚

临床常见腰膝酸软，形寒肢冷，面色㿠白，头晕耳鸣，神疲乏力，男子阳痿早泄，女子宫寒不孕，小便清长，夜尿频多，浮肿，或五更泄，舌淡胖，脉沉弱等。

（三）肾气不固

临床常见腰膝酸软，神疲乏力，小便频数，或余沥不尽，夜尿多，男子滑精早泄，女子月经淋漓不尽，白带清稀，胎动易滑，舌淡苔白，脉沉弱等。

（四）肾虚水泛

临床常见全身浮肿，腰以下为甚，按之没指，腹部胀满，小便短少，腰膝酸冷，或见心悸，气短，喘咳痰鸣，舌淡胖嫩有齿痕，苔白滑，脉沉细等。

（五）肾不纳气

临床常见咳喘，呼多吸少，气不得续，动则喘息益甚，腰膝酸软，声音低怯，或冷汗淋漓，肢冷面青，舌淡，苔白，脉浮大无根等。

（六）肾精不足

临床常见小儿发育迟缓，囟门迟闭，骨骼痿软；男子精少不育，女子经闭不孕，成人早衰，发脱齿摇，耳鸣耳聋等。

（七）肾阴虚

临床常见腰膝酸软，耳鸣耳聋，形体消瘦，五心烦热，潮热，盗汗，女子经闭、不孕，舌红苔少而干，脉细数等。

（八）膀胱湿热

临床常见尿急，尿频，尿道灼热疼痛，尿血，尿有砂石。可伴有发热，腰痛，舌红，苔黄腻，脉滑数等。

六、脏腑兼病辨证

两个或两个以上脏腑同时发病者，称为脏腑兼病。

（一）心肺气虚

临床常见胸闷心悸，咳喘气短，动则尤甚，头晕神疲，自汗乏力，面白无华，舌淡苔白，脉细无力等。

（二）心肾不交

临床常见心烦失眠，头晕耳鸣，腰膝酸软，遗精，潮热盗汗，舌红少苔，脉细数等。

（三）肝脾不调

临床常见胁肋胀满、窜痛，情志抑郁，纳呆腹胀，便溏，腹痛欲泻，泻后痛减，苔白腻，脉弦等。

（四）肺肾气虚

临床常见喘息短气，呼多吸少，动则喘息尤甚，腰膝酸软，自汗乏力，舌淡，脉弱等。

（五）脾肾阳虚

临床常见形寒肢冷，腰膝下腹冷痛，久泄久痢，五更泄泻，面浮肢肿，小便不利，舌质淡胖，脉沉弱等。

重点提示

脏腑辨证基于八纲辨证，与藏象紧密结合，是临床应用最为广泛的一种辨证方法。

讨论与思考

1. 八纲辨证的主要内容有哪些？
2. 表里辨证的鉴别要点是什么？
3. 脏腑辨证的主要内容有哪些？
4. 脏腑兼病辨证的主要内容有哪些？

（胡大胜）

第 8 章

中医护理原则

学习要点

1. 预防的基本原则。
2. 未病先防和既病防变的主要内容。
3. 辨证施护中施护求本、扶正祛邪、调整阴阳、三因施护的中医护理原则。
4. 中医常用的治法。

第一节 预 防

预防，就是采取一定的措施，防止疾病的发生与发展。预防为主，防治结合，是我国卫生工作的四大指导方针之一。中医学历来非常重视预防，早在《黄帝内经》中就提出了“治未病”的预防思想，强调防患于未然。《素问·四气调神大论》说：“不治已病治未病，不治已乱治未乱。……夫病已成而后药之，乱已成而后治之，譬犹渴而穿井，斗而铸锥，不亦晚乎！”这种未雨绸缪、防重于治的精神，颇具现实意义。所谓治未病，包括未病先防和既病防变两个方面。

一、未病先防

未病先防，就是在疾病发生之前，采取各种预防措施，防止疾病的发生。在疾病发生过程中，邪气的入侵是发病的外在条件，而正气的不足则是发病的内在根据。因此，要预防疾病，除了要注意避免邪气的入侵外，更应注意提高正气的抗病能力。

（一）提高正气的抗病能力

正气的强弱由体质所决定。因此，增强体质是提高正气抗病能力的关键，增强体质要注意以下六个方面。

1. 调摄精神情志　中医学认为，精神情志活动与人体的生理、病理有着密切的关系，正常的精神情志活动有利于人体的健康，不良的精神情志则有损脏腑的生理活动，导致疾病的发生。因此，保持精神愉快，心情舒畅，减少不良的精神刺激和过度的情志波动，对防止疾病的发生有着积极的作用。故《素问·上古天真论》说“内无思想之患，以恬愉为务，以自得为功，形体不蔽，精神不散，亦可以百数”。

2. 生活起居有常　适应自然环境的变化，生活起居应有规律，注意劳逸结合，这些都是保持身体健康的基本要求。《素问 · 上古天真论》说："其知道者，法于阴阳，和于术数，食饮有节，起居有常，不妄作劳，故能形与神俱，而尽终其天年，度百岁乃去。"人们要制订合理的作息制度，培养有规律的起居习惯，提高对自然环境变化的适应能力，以防外邪的入侵。反之，如果生活起居没有一定规律，饮食劳逸没有节制，就必然要影响身体健康，削弱抗病能力，容易发生疾病。所以《素问 · 上古天真论》又说："以酒为浆，以妄为常，醉以入房，以欲竭其精，以耗散其真，不知持满，不时御神，务快其心，逆于生乐，起居无节，故半百而衰也。"

3. 注意饮食有节　饮食是人类赖以生存和保持健康的重要条件，提倡饮食有节，在饮食方面要养成良好的饮食习惯。做到饥饱适度，五味调和，卫生清洁，不可暴饮暴食，克服饮食偏嗜，以免损伤脾胃。实践证明，暴饮暴食、偏饮偏食、饥饱无度等，均会损伤脾胃的功能，影响饮食物的吸收，从而影响人体健康，导致疾病的发生。如《脾胃论》说："故夫饮食失节，寒温不适，脾胃乃伤。"又说："若胃气之本弱，饮食自倍，则脾之气既伤，而元气亦不能充，而诸病之所由生也。"

4. 加强体育锻炼　经常锻炼身体，可使气机调畅，血脉流通，筋骨健壮，增强正气，对增强体质和人体的抗病能力，预防疾病的发生具有积极的意义，对多种慢性疾病具有一定的调治作用。我国汉代医学家华佗根据"流水不腐，户枢不蠹"的道理，创制了一套模仿虎、鹿、熊、猿、鹤 5 种动物动作的"五禽戏"，开创了我国体育保健的先河。此后发展起来的太极拳、八段锦、气功等多种健身运动，不仅能增强体质，预防疾病，而且对许多疾病还有一定的辅助治疗作用。

5. 顺应自然规律　古人通过对人体生命活动及其与大自然关系的长期观察，建立了"天人合一"的理论，认为人与天地大自然都是一气化生的，天人相通，人与万物是息息相关的。人与天地都是大自然的一部分，共同享受大自然的哺育，故而天地、阴阳、四时、万物对人的生命活动无不产生影响。故《素问 · 四气调神大论》说："夫四时阴阳者，万物之根本也，所以圣人春夏养阳，秋冬养阴，以从其根。……故阴阳四时者，万物之终始也，死生之本也，逆之则灾害生，从之则苛疾不起。"

6. 药物预防和人工免疫　药物预防最早的记载是《黄帝内经》中用"小金丹"来预防疫病。民间每逢端午节在房门口挂菖蒲叶、洒雄黄酒，以及用苍术、白芷烟熏避秽等做法，都是传统的群众性防病措施。发明于 16 世纪的人痘接种法预防天花，是人工免疫法的先驱，为后世免疫学的发展做出了极大的贡献。

(二) 避免病邪的入侵

病邪是导致疾病发生的重要外因。因此，未病先防除了要增强体质，提高正气的抗病能力外，还须注意防止邪气侵害。包括讲究卫生，注意居住环境清洁，防止水源和食物的污染，根据气候的变化及时增减衣物，对六淫、疫疠等应避其毒气等。

重点提示

"虚邪贼风，避之有时，恬淡虚无，真气从之，精神内守，病安从来。"

二、既病防变

未病先防是最理想的积极措施。如果疾病已经发生，则应做到早期诊断，早期治疗，防止疾病的发展与传变，这就是既病防变。

1. 早期诊治　疾病初期做出正确的诊断和早期治疗，防止疾病传变，《黄帝内经》说："故邪风之至，疾如风雨，故善治者治皮毛，其次治肌肤，其次治筋脉，其次治六腑，其次治五脏。治五脏者，半死半生也。"

2. 防止传变　防止脏腑组织病变的传导和变化，故《医学源流论》说："善医者，知病势之盛而必传也，预为之防，无使结聚，无使泛滥，无使并合，此上工治未病之说也。"尽早治疗可以控制疾病的发展或恶化。

3. 先安未受邪之地　不仅要截断病邪的传变途径，而且要"务必先安未受邪之地"，即强调要根据疾病传变规律，实施预见性，以控制其病理传变。

重点提示

"见肝之病，知肝传脾，当先实脾。"

第二节　中医护理原则

中医护理原则是中医临床护理病人时所必须遵循的基本原则。它是在整体观念和辨证论治思想指导下制订的辨证施护的准则。

一、施护求本

本，是指疾病的根本、本质。施护求本，就是在护理病人时，针对疾病的根本进行护理，这是中医学辨证施护的根本原则。本是相对标而言的，标、本是一组相对的概念，用以说明疾病过程中各种矛盾双方的主次关系。一般而言，本代表疾病过程中占重要地位、起主要作用的方面；标代表疾病过程中居次要地位、起次要作用的方面。

（一）护标与护本

1. 急则护其标　在标病危急的情况下，当先护其标，以防发生严重的后果，甚至危及生命。如大出血病人，应先止血以护其标，血止病情缓解后再护其本。

2. 缓则护其本　在病情稳定的情况下，抓住疾病的本质进行护理。如肺痨咳嗽，多为肺肾阴虚，故护理时应滋养肺肾之阴以护其本。

3. 标本同护　标本同护，是在标病与本病并重时采取的一种护理原则。如虚人感冒，素体气虚，反复外感，宜益气解表，益气为护本，解表为护标，可收到相辅相成的效果。

（二）正护与反护

1. 正护　是在疾病的现象与疾病本质一致的情况下，采用与病证性质相逆的方法进行护理的原则，故又称"逆护"。临床上最常用"寒者热之""热者寒之""虚则补之""实则泻之"

四种。

(1)寒者热之：是针对表现为寒象的寒证，采用温热的方法进行护理的一种原则。如寒证用温热法。

(2)热者寒之：是针对表现为热象的热证，采用寒凉的方法进行护理的一种原则。如热证用寒凉法。

(3)虚则补之：是针对表现为虚象的虚证，采用补益的方法进行护理的一种原则。如气虚用补气法。

(4)实则泻之：是针对表现为实象的实证，采用攻逐邪气的方法进行护理的一种原则。如水饮停聚证用逐水法。

2. *反护*　是在疾病的现象与疾病本质相反的情况下，采用顺从疾病假象的方法进行护理的原则，故又称“从护”。临床上最常用“热因热用”“寒因寒用”“塞因塞用”“通因通用”四种。

(1)热因热用：指用温热的方法护理真寒假热证的原则。如虚寒性疾病发展到严重阶段，可见身热、面颊浮红、烦躁、口渴等热象，因其病变本质是寒，故须用温热法护理。

(2)寒因寒用：指用寒凉的方法护理真热假寒证的原则。如实热病证进展到一定阶段可见四肢逆冷等寒象。因其病变本质是热，故须用寒凉法护理。

(3)塞因塞用：指用补益的方法护理真虚假实证的原则。如脾虚病人，常出现脘腹胀满，因其病变本质是虚，护理时须用健脾益气的方法使脾气健运，胀满自消。

(4)通因通用：指用通利的方法护理真实假虚证的原则。如食积腹泻，宜消积导滞，则食积去而泄泻止。

3. *病护异同*　所谓病护异同，包括“同病异护”与“异病同护”两个方面。

(1)同病异护：是指相同的疾病，由于发病的时间、地区、患者的体质或疾病所处的阶段不同，所表现的证候各异，因此护理方法也不一样。

(2)异病同护：是指不同的疾病，在出现相同证候时，应采取同样的方法进行护理。

重点提示

正护与反护，都是针对疾病的本质进行护理的，同属于施护求本的范畴。病变本质与现象一致者，采用正护；病变本质与现象相反者，则适用于反护。

二、扶正与祛邪

疾病的过程，主要是正气与邪气相互斗争的过程。邪正之间的盛衰，决定疾病的虚实变化，即“邪气盛则实，精气夺则虚”。虚证护以扶正，实证护以祛邪，也即“虚则补之”“实则泻之”。所以，扶正祛邪就是针对虚证和实证所确定的护理原则。

扶正：即扶助正气，增强体质，提高抗病能力的护理原则，主要适用于以正虚为主要矛盾的病证。具体应用如以补气、益血、滋阴、温阳等方法，护理气虚、血虚、阴虚、阳虚等诸虚劳损证。

祛邪：即祛除邪气，排除或消弱病邪侵袭和损害的护理原则，主要适用于邪气盛而正气未衰，以邪实为主要矛盾的病证。祛邪的方法很多，临床可根据具体情况，运用发汗、清热、泻下、消导、祛湿、化瘀等方法。

扶正与祛邪相兼：主要适用于正气已虚、邪气仍实的虚实夹杂证。在具体应用时要分清主次，如以正虚为主者，应以扶正为主兼顾祛邪；以邪实偏重者，则以祛邪为主兼以扶正。除区别主次外，还应注意先后，或先扶正后祛邪，或先祛邪后扶正，或攻补兼施。

三、调整阴阳

调整阴阳，即针对机体阴阳偏盛偏衰的变化，采取损其有余、补其不足的原则，使阴阳恢复相对的平衡状态。从根本上讲，人体患病是阴阳间协调平衡遭到破坏，出现了偏盛偏衰的结果，故调整阴阳，“以平为期”，使“阴平阳秘”，是中医护理的根本法则。

1. 损其有余　又称损其偏盛，是针对阴阳偏盛病证的护理原则。

(1)损其阳盛：对“阳盛则热”所致的实热证，应当清泻阳热，用“热者寒之”的护理原则。

(2)损其阴盛：对“阴盛则寒”所致的实寒证，应当温散阴寒，用“寒者热之”的护理原则。

2. 补其不足　是针对阴阳偏衰病证的护理原则。病有阴虚、阳虚、阴阳两虚之分，其护理原则有滋阴、补阳、阴阳双补之别。

(1)阳病护阴，阴病护阳：阳病护阴适用于阴虚之证，阴病护阳适用于阳虚之候。“阴虚则热”所出现的虚热证，采用“阳病护阴”的原则，“壮水之主，以制阳光”，滋阴以制阳亢。“阳虚则寒”所出现的虚寒证，采用“阴病护阳”的原则，“益火之源，以消阴翳”，扶阳以抑阴盛。阴虚者补阴，阳虚者补阳，以平为期。

(2)阳中求阴，阴中求阳：根据阴阳互根的理论，临床上护理阴虚证时，在滋阴剂中适当佐以补阳药，即所谓“阳中求阴”。护理阳虚证时，在助阳剂中，适当佐以滋阴药，即谓“阴中求阳”。因阳得阴助而生化无穷，阴得阳升而泉源不竭。故临床上护理血虚证时，在补血剂中常佐以补气药；护理气虚证时，在补气剂中也常佐以补血药。

(3)阴阳双补：由于阴阳是互根的，所以阴虚可累及阳，阳虚可累及阴，从而出现阴阳两虚的病证，护理时当阴阳双补。由于阴阳是辨证的总纲，疾病的各种病理变化都可用阴阳失调加以概括。因此从广义来讲，解表攻里、升清降浊、补虚泻实、调理气血等护理方法，都属于调整阴阳的范围。

四、三因施护

因时、因地、因人施护，是指临床要根据病人、地理环境和时令气候等具体情况制订适宜的护理方法。它是在各种基本原则指导下的一种知常达变的护理原则。

(一)因时施护

根据不同季节气候的特点，考虑护理原则和方法，就是因时施护。如同是外感风寒，夏季炎热，阳气升发，人体腠理开泄，就不宜过用辛温发散之品，以免开泄太过，耗伤气阴。而冬季严寒，外界阴寒过盛，人体腠理致密，则应重用辛温解表药，使风寒之邪从汗而解。即《素问·六元正纪大论》“用温远温，用热远热，用凉远凉，用寒远寒”之说，正是这个道理。

(二)因地施护

根据不同地理环境特点，考虑护理原则和方法，则为因地施护。如我国西北高原地区高寒少雨，患病多燥寒，所以用辛润、寒凉之剂必须慎用；东南沿海地势低下，温暖潮湿，患病多湿热，所以用清化、温热助湿之品必须慎用。

(三)因人施护

因人施护,即根据病人的年龄、性别、体质等方面的特点考虑护理原则和方法。青壮年身体较实,患病后应攻则攻,应补则补,药量宜重;老年人气血衰少,生机减退,患病多虚证或虚实夹杂,护理虚证宜补,有实邪者,攻邪要慎,用量应比青壮年小;小儿脏腑娇嫩,气血未充,宜寒宜热,宜虚宜实,但生机旺盛,病后易于恢复,护理需及时,忌投峻攻,少用补益。妇女妊娠期,禁用或慎用峻下、破血、滑利、走窜伤胎或有毒药物,产后又应考虑气血亏虚及恶露情况等。素体阳盛者慎用温热药,素体阴盛者慎用寒凉药。

第三节　治　　法

治法,是在辨清证候,审明病因、病机之后,有针对性地采取的治疗方法。现将常用的“八法”的内容,简要介绍如下。

一、汗　　法

汗法是通过宣发肺气、调畅营卫、开泄腠理等作用,通过人体的汗出,使在肌表的外感六淫之邪随汗而解的一种治法。

二、吐　　法

吐法是通过涌吐,使停留在咽喉、胸膈、胃脘等部位的痰涎、宿食或毒物从口中吐出的一种治法。

三、下　法

下法是通过荡涤肠胃,泻出肠中积滞或积水、瘀血,使停留于肠胃的宿食、燥屎、冷积、瘀血、结痰、停水等从下窍而出,以祛邪除病的一种治疗方法。

四、和　　法

和法是通过和解或调和的作用以祛除病邪为目的的一种治法。

五、温　　法

温法是通过温中、祛寒、回阳、通络等作用,使寒邪去,阳气复,经络通,血脉和,适用于脏腑经络因寒邪为病的一种治法。

六、清　　法

清法是通过清热泻火,以清除火热之邪,适用于里热证的一种治法。

七、消　　法

消法是通过消食导滞和消坚散结作用,对气、血、痰、食、水、虫等积聚而成的有形之结,使之渐消缓散的一种治法。

八、补　　法

补法是通过滋养、补益人体气血阴阳，适用于某一脏腑或几个脏腑，或气、血、阴、阳之一，或全身虚弱的一种治疗方法。

讨论与思考

1. 何谓标本？临床上如何掌握护标与护本的原则？
2. 正护与反护的含义是什么？常用的正护与反护各有哪些？
3. 扶正祛邪在临床如何应用？
4. 什么是“三因施护”？如何具体应用？
5. 八法的主要内容是什么？

（苏玉茹）

第 9 章

中药护理

学习要点

1. 中药、方剂的含义，中药的性能、用药原则及用药禁忌。
2. 方剂的组成原则及组方变化。
3. 中药的煎服法及服药护理。

中药护理是治疗各科疾病的基本方法，是指将药物制成特定的剂型，通过内服或者外用，从而达到治病健身的目的。中药护理必须掌握中药方剂的基本知识，包括中药的药性理论、方剂理论、常用中药及中药的煎服法、常用方剂、常用中成药等。

第一节 中　　药

在中医药理论指导下，用于预防、治疗疾病并具有康复、保健作用的药物称为"中药"。中药多采自天然，其种类繁多，包括植物药、动物药和矿物药，其中以植物类为主，故古人习惯将中药概称为"本草"。随着社会的进步和中医药的发展，人类对中药的需求与日俱增，中药的来源已从天然采集发展到人工栽培，并由直接的植物、动物、矿物类药物发展到化学和生物制品类药物。

一、中药药性理论

中药药性理论，又称为中药性能，是对中药作用的基本性质和特征的高度概括。药性理论是中药理论的核心，主要包括四气、五味、升降浮沉、归经及毒性等。

（一）四气

四气又称四性，即寒、热、温、凉 4 种不同的药性，它反映药物在影响人体阴阳盛衰、寒热变化方面的作用倾向，用来说明药物作用的性质。在四气中，温热属阳，寒凉属阴，温与热、寒与凉在共同性质中又有程度上的差异，温次于热，凉次于寒。

药物的寒、热、温、凉是从药物作用于人体所发生的反应概括出来的，是与所治疾病的寒热性质相对应的。寒、凉性质的药物，能减轻或消除热证，具有清热、泻火、凉血、解毒等作用，适用于阳证、热证，如黄芩、黄连、黄柏等。温、热性的药物，能减轻或消除寒证，具有温里、散寒、补火、助阳等作用，适用于阴证、寒证，如附子、干姜、肉桂等。

此外，还有一些药物寒热之性不甚显著，药性平和，称之为“平性”药，如党参、山药、茯苓等。

（二）五味

五味指辛、甘、酸、苦、咸5种不同的药味，此外，还有淡味、涩味。五味的确立，一是通过味觉器官辨别而来，但更主要的是以药味与疗效关系为依据，通过大量实践进行不断地归纳、总结出来的。故五味的实际意义，一是指药物的真实滋味，二是指药物作用的基本范围。辛、甘、酸、苦、咸5种不同药味的作用如下。

1. 辛　能散、能行，具有发散、行气、活血的作用，可用于表证、气滞、血瘀证。如治疗表证的麻黄、薄荷，治疗气血阻滞的木香、红花等都有辛味。

2. 甘　能补、能和、能缓，具有补益、和中、缓急止痛、调和药性的作用，可用于虚证、拘挛疼痛。如人参大补元气，熟地黄补血滋阴，饴糖补中缓急，甘草调和药性等。此外，某些甘味药还有解药食中毒的作用，如甘草、绿豆，故又有“甘能解毒”之说。

3. 酸　能收、能涩，具有收敛、固涩的作用，可用于体虚多汗、久泻久痢、遗精滑精、遗尿尿频、肺虚久咳等证。如五味子敛汗、涩精，乌梅敛肺止咳、涩肠止泻，山茱萸固精止遗，五倍子敛汗止血等。

4. 苦　能泄、能燥，具有清热、泻下、燥湿的作用。泄的含义较广，有通泄、清泄、降泄，如大黄泻下通便，用于热结便秘证；栀子清热泻火，用于火热上炎证；杏仁降泄肺气，用于肺气上逆之咳喘证。燥即燥湿，用于湿证，如苍术苦温用于寒湿证，黄连苦寒用于湿热证。

5. 咸　能软、能下，具有软坚散结、泻下作用。可用于瘰疬、瘿瘤、痰核、便秘等病证。如海藻、昆布消散瘰疬，鳖甲软坚消癥，芒硝泻下通便等。

有些药物还具有涩味、淡味，涩味和酸味的作用基本相似，故附属于酸味。淡味没有特殊的滋味，所以将它与甘味并列，附属于甘味。它们的作用如下。

涩：与酸味药的作用基本相同。如龙骨、牡蛎涩精，赤石脂、禹余粮涩肠止泻，莲子固精止带等。

淡：能渗、能利，具有渗湿利水的作用。可用于治疗水肿、小便不利等证。如猪苓、茯苓、薏苡仁等。

（三）升、降、浮、沉

升、降、浮、沉指药物作用的趋向性。升是上升，降是下降，浮是发散，沉是泄利。其中升与浮、沉与降趋向类似，故以“升浮”“沉降”合称。它们是与疾病在病机证候上所反映出来的趋势相对而言的。升浮药能上行向外，具有升阳、举陷、发表、散寒、祛风、涌吐、开窍等功效，能治疗病位在表、在上，病势下陷等病证；沉降药能下行向内，具有潜阳、降逆、平喘、收敛、泻火、泻下、止呕、利水等作用，能治疗病位在里、在下，病势上逆等病证。

药物升、降、浮、沉的作用趋势，与药物本身的性味、质地有着密切的关系。一般来讲，凡味属辛、甘、淡，气属温热，花、叶、皮、枝等质地轻的药物，多为升浮药；味属苦、酸（涩）、咸，气属寒凉，果实、种子、矿物、贝壳等质地重的药物，多为沉降药。此外，药物的炮制和配伍也可以改变其升、降、浮、沉之性，如酒炒则升，姜制则散，醋炒则收敛，盐制则下行。

(四)归经

归经是药物作用的定位概念,表示药物作用的部位。归是指药物作用的归属,经是指人体的脏腑经络。归经是指药物对机体某些脏腑经络的病变起选择性治疗作用,用以说明药物功效的适应范围,从而为临床提供选择用药的依据。

掌握药物的归经,有助于提高用药的准确性。如头痛的原因很多,其性质和部位也各有不同,羌活善治太阳经头痛,葛根和白芷善治阳明经头痛,柴胡善治少阳经头痛,吴茱萸善治厥阴经头痛,细辛善治少阴经头痛。治疗时要考虑到药物的归经特点方可提高疗效。

(五)毒性

毒性是指药物对机体的损害作用。中医学认为,药物之所以能治疗疾病,就在于它具有某种特定的、有别于其他药物的偏性,古人是以偏性的强弱来解释有毒、无毒及毒性的大小。

毒性反应在临床用药时应尽量避免,由于毒性反应与药物的储存、加工、炮制、配伍、剂型、给药途径、用量、使用时间长短及患者的体质、年龄、证候性质等都有密切关系,因此,使用有毒药物时,应从上述环节进行严格控制,避免中毒发生。

根据临床中药中毒表现的程度,将有毒中药分为大毒、有毒及小毒三类。

重点提示

中药药性理论,是药物性质与功能的高度概括,对临床用药具有重要意义。要掌握中药的应用,首先必须熟悉中药的性能。

二、中药的应用

(一)配伍

配伍是指有目的地根据病情需要和药性特点,选择两种或两种以上的药物配合使用。古人把单味药的应用与药物之间的配伍关系称为药物"七情",分别为单行、相须、相使、相畏、相杀、相恶、相反。

1. 单行　是指用单味药物治疗疾病。如独参汤单用一味人参治疗气虚欲脱证。

2. 相须　是指性能、功效相似的药物合用,以增强疗效。如石膏配知母,能明显增强清热泻火的治疗效果。

3. 相使　是指性能功效有共性的某些药物,以一种药为主,另一种药为辅,辅药能提高主药的疗效。如黄芪配茯苓治疗脾虚浮肿,茯苓能提高黄芪补气利水的功效。

4. 相畏　是指一种药物的毒性反应能被另一种药物减轻或消除。如半夏的毒性能被生姜减轻或消除,即半夏畏生姜。

5. 相杀　是指一种药物能降低或消除另一种药物的毒性或副作用。如生姜能减轻或消除半夏的毒性,即生姜杀半夏。

6. 相恶　是指两药合用,一种药物能降低另一种药物的功效,甚至丧失药效。如莱菔子能削弱人参的补气作用,即人参恶莱菔子。

7. 相反　是指两种药物同用后,能产生毒性反应。详见用药禁忌中的"十八反""十九畏"。

(二)禁忌

1. 配伍禁忌 配伍禁忌是指某些药物合用会产生剧烈的毒性反应,或降低和消除药物的疗效,因而应避免配合使用。

十八反:甘草反海藻、大戟、甘遂、芫花;乌头反半夏、瓜蒌、贝母、白蔹、白及;藜芦反人参、沙参、玄参、丹参、苦参、细辛、芍药。

十九畏:硫黄畏朴硝,水银畏砒霜,狼毒畏密陀僧,巴豆畏牵牛,丁香畏郁金,川乌、草乌畏犀角,牙硝畏三棱,人参畏五灵脂,官桂畏赤石脂。

2. 妊娠禁忌 女性在妊娠期间,服用某些药物可导致滑胎、坠胎,甚至造成流产的后果,应作为妊娠用药禁忌。根据药物对妊娠危害程度不同,一般分为禁用药和慎用药两类。禁用药多系毒性较强、药性峻猛之品,如巴豆、乌头、牵牛、大戟、斑蝥、蟾酥、麝香、三棱、莪术、水蛭、虻虫等;慎用药则是通经活血、行气破滞或辛热滑利的药物,如桃仁、红花、川芎、牛膝、大黄、枳实、番泻叶、芒硝、附子、干姜、肉桂等。

3. 服药禁忌 是指服药期间对某些食物的禁忌,又称食忌。一般在服药期间,应忌食生冷、辛热、油腻、腥膻、有刺激性的食物。根据病情不同,饮食禁忌也有区别。如热证忌食辛辣、油腻、煎炸食物;寒证忌食生冷之物;胸痹患者应忌食肥肉、脂肪、动物内脏及烟、酒;肝阳上亢者应忌食胡椒、辣椒、大蒜、白酒等辛热助阳之品;脾胃虚弱者忌食生冷、油炸、黏腻、不易消化之品;疮疡、皮肤病患者忌食鱼、虾、蟹等腥膻发物及辛辣刺激性食品。

(三)剂量

剂量即中药的用量,一般是指干燥后的药材饮片,在汤剂中单味药的成人每日服用量。

中药的计量单位,现采用公制,即 1kg=1000g。剂量使用得当,是能否确保用药安全有效的重要因素之一,临床上可以根据中药的药性和缓、作用强弱、有毒无毒、配伍剂型以及患者年龄、体质、病情轻重等因素确定。

(四)中药煎服法

1. 中药汤剂的煎煮法

(1)煎药器具:以陶瓷器具中的砂锅和瓦罐为好,亦可用白色的搪瓷器具。不可用铜、铁、锡、铝等金属器具,以免发生化学反应,轻则降低疗效,重则产生毒副作用。

(2)煎药用水:以水质纯净为原则。一般来说,凡人们在生活上可作饮用的水都可用来煎煮药物。一般用水量以将中药饮片适当加压,液面高出饮片 2~3cm 为宜。质地坚硬、黏稠或需久煎的药物加水量可略多;质地疏松、有效成分易挥发或煎煮时间较短的药物,加水量可略少。煎药前,一般用冷水浸泡 30 分钟左右,种子、果实等药物可浸泡 1 小时左右。夏天气温较高,浸泡时间不宜过长,以免腐败变质。

(3)煎药火候:一剂药物应煎煮 2~3 次。一般应先用武火(大火)煮沸,再改用文火(小火)煎煮 30 分钟左右,第二煎时间略短,沸后煮 25 分钟。煎好滤出药液,混合后分 2~3 次服用。通常解表药及芳香性药物不宜久煎,武火煮沸后改用文火煎 10~15 分钟即可;滋补类、矿物类和贝壳类药物,煮沸后宜文火久煎 50~60 分钟,以使有效成分充分溶出。

(4)特殊煎法

1)先煎:矿物、贝壳类药物,质地坚硬,有效成分难于溶出,应打碎先煎 30 分钟左右再纳入其他药物同煎,如磁石、龙骨、牡蛎等。毒性较强的药物,久煎可以降低毒性,也应先煎 30~60 分钟,如附子、川乌等,以确保用药安全。

2）后下：气味芳香、久煎有效成分易挥发失效或被破坏的药物，如薄荷、大黄、白豆蔻、番泻叶、青蒿、钩藤等，入药宜后下，在他药煎好前4~5分钟入煎。大黄、番泻叶等甚至可以直接开水泡服。

3）包煎：质地过轻、粉末状、细小种子、有绒毛的药物，宜用纱布包裹入煎，以免药液成糊状或使锅底焦糊难于过滤，也可减少对咽喉及消化道的刺激。如滑石、车前子、葶苈子、蒲黄、海金沙、辛夷、旋覆花等。

4）另煎：某些贵重药物应另煎取汁兑服，以免煎出的有效成分被其他药渣吸附，造成浪费。如人参、西洋参等。

5）烊化：胶质、黏性大的药物，宜另行烊化后，再与其他药汁兑服，如阿胶、饴糖、鹿角胶等。

6）冲服：某些贵重药、入水即化的药及汁液性药材，应研末，兑入煎好的药液或开水冲服，如芒硝、三七粉、竹沥等。

2. 服药方法

（1）服药时间：一般来说，补益药、驱虫药、泻下药和其他治疗胃肠道疾病的药物宜在饭前服用；消食药和对胃肠道刺激性较大的药宜在饭后服用。无论饭前或饭后服，服药与进食都应间隔1小时左右，以免影响药物与食物的消化吸收及药效的发挥。

此外，还有些特定时间服用的药物，如安神药治疗失眠，宜在睡前3分钟至1小时服用；缓下剂也宜睡前服用，以便翌日清晨排便；涩精止遗药也应在晚间睡前服药；截疟药应在疟疾发作前2小时服药；急性病则不拘时限。

（2）服药次数：一般汤剂每日1剂，每剂分2~3次服用。病情急重者可每隔4小时服药1次，以加强疗效；呕吐患者宜少量频服；咽喉肿痛者可频频含咽；小儿每次不能多服者，可分多次服用；发汗药、泻下药、催吐药应中病即止，以免损伤正气。

（3）服药温度：一般汤剂多宜温服。辛温解表药宜热服，寒证用热药宜热服，热证用寒药宜冷服，热在胃肠，患者欲饮冷者可凉服。

重点提示

中药的应用，包括中药配伍、用药禁忌、中药剂量及中药用法等内容。掌握这些基本知识和方法，对于充分发挥药物疗效，确保用药安全，具有十分重要的意义。

三、常用中药

中药根据功效分为解表药、清热药、泻下药、祛风湿药、芳香化湿药、利水渗湿药、温里药、理气药、消食药、止血药、活血化瘀药、化痰止咳平喘药、安神药、平肝息风药、开窍药、补益药、固涩药等。以下为简要概述，见表9-1至表9-17。

表9-1 解表药

药名	性味	功能	主治	用量(g)
麻黄	辛、微苦,温	发汗解表,平喘,利水	外感风寒表实证,咳喘,风水浮肿	3~10
桂枝	辛、甘,温	发汗解肌,温经通脉	外感风寒表虚证,风湿,痛经,胸痹	3~10
荆芥	辛,微温	发表散风,透疹,止血	感冒头痛,疹出不透,失血	3~10
防风	辛、甘,微温	发表祛风,胜湿,止痉	感冒头痛,风疹,风湿痹痛,破伤风	3~10
白芷	辛,温	散风除湿,通窍,排脓	风寒感冒,头痛,鼻渊,带下,疮疡	3~10
桑叶	苦、甘,寒	疏散风热,清肝明目	外感风热,头痛咳嗽,目赤肿痛	5~10
菊花	甘、苦,微寒	疏散风热,解毒明目	外感风热,目赤,眩晕,疔疮	10~15
薄荷	辛,凉	疏散风热,清利头目,透疹	外感风热,头痛,咽痛,疹出不透	3~6
柴胡	苦,辛,微寒	疏散退热,疏肝,升阳	发热,寒热往来,肝气郁结,气虚下陷	3~10

表9-2 清热药

药名	性味	功能	主治	用量(g)
石膏	辛、甘,大寒	清热泻火,除烦止渴,生肌敛疮	气分实热证,肺热喘咳,胃火牙痛,疮疡不敛	15~60
知母	苦、甘,寒	清热泻火,滋阴润燥	温病高热,阴虚发热,消渴	6~12
栀子	苦,寒	清热利湿,泻火除烦,凉血解毒,消肿止痛	三焦火邪,烦躁,湿热黄疸,血热出血	3~10
黄芩	苦,寒	清热燥湿,泻火解毒,凉血止血	肺热咳嗽,高热烦渴,血热吐衄,痈肿疮毒	3~10
黄连	苦,寒	清热燥湿,泻火解毒	高热烦躁,痢疾,痈肿,胃热呕吐	2~5
黄柏	苦,寒	清热燥湿,解毒,退虚热	湿热泻痢,黄疸,带下,阴虚发热,湿疹	5~10
生地黄	甘、苦,寒	清热凉血,养阴生津	血热吐衄,阴虚内热,消渴	10~30
牡丹皮	苦、辛,微寒	清热凉血,活血散瘀	斑疹吐衄,阴虚发热,经闭,跌打损伤	6~12
金银花	甘,寒	清热解毒,疏散风热	热毒疮疡,血痢,风热感冒,温病发热	10~15
连翘	苦,微寒	清热解毒,消肿散结,疏散风热	痈疽疮毒,瘰疬痰核,风热感冒,温病初起	6~15
大青叶	苦,咸,大寒	清热解毒,凉血消斑	温病发热,斑疹,痢疾,痈肿疮毒	10~15
青蒿	苦、辛,寒	清虚热,除骨蒸,解暑截疟	暑邪发热,阴虚发热,疟疾	3~10
地骨皮	甘,淡,寒	凉血除蒸,清肺降火	阴虚潮热,肺热咳嗽,吐血衄血	6~15

表9-3 泻下药

药名	性味	功能	主治	用量(g)
大黄	苦,寒	泻热攻积,止血解毒,逐瘀通经	实热便秘,积滞腹痛,血热吐衄,痈肿疔疮,瘀血经闭,湿热黄疸	5~10
火麻仁	甘,平	润肠通便	肠燥便秘	10~15
甘遂	苦,寒,有毒	泻水逐饮,消肿散结	胸腹积水,痰饮积聚,疮痈肿毒	0.5~1
大戟	苦,寒,有毒	泻水逐饮,消肿散结	胸腹积水,痰饮积聚,痈肿疮毒	1.5~3
芫花	辛,温,有毒	泻水逐饮,祛痰止咳	胸腹积水,痰饮积聚,气逆喘咳	1.5~3

表 9-4 祛风湿药

药名	性味	功能	主治	用量(g)
独活	辛、苦,微温	祛风湿,止痹痛,解表	风寒湿痹,外感风寒挟湿表证	5~15
秦艽	苦、辛,微寒	祛风湿,止痹痛,退虚热	风湿痹痛,阴虚内热,湿热黄疸	5~15
威灵仙	辛、咸,温	祛风除湿,通络止痛	风湿痹痛,跌打损伤,骨哽咽喉	5~15
五加皮	辛、苦,温	祛风湿,强筋骨,利尿	风湿痹痛,水肿,筋骨痿软	5~15
桑寄生	苦、甘,平	祛风湿,益肝肾,安胎	风湿痹痛,肾虚腰痛,胎动不安	10~15

表 9-5 芳香化湿药

药名	性味	功能	主治	用量(g)
藿香	辛,微温	化湿,止呕,解暑	湿浊内阻,脾胃气滞,呕吐,中暑	5~10
苍术	辛、苦,温	燥湿健脾,祛风湿,明目	湿困脾胃,外感风寒,风湿痹痛,夜盲症	5~10
砂仁	辛,温	化湿行气,温脾止呕止泻,安胎	湿浊中阻,脾胃虚寒,妊娠呕吐,胎动不安	5~10
厚朴	苦、辛,温	行气燥湿,消积平喘	湿阻中焦,胸闷咳喘,胃肠积滞	3~10

表 9-6 利水渗湿药

药名	性味	功能	主治	用量(g)
茯苓	甘、淡,平	利水渗湿,健脾安神	脾虚水肿,食少便溏,心悸失眠	10~15
车前子	甘,微寒	利水通淋,渗湿止泻,清热明目,清肺化痰	水肿,热淋,肝热目赤,痰热咳嗽	10~15
猪苓	甘、淡,平	利水渗湿	水肿,小便不利	5~10
茵陈蒿	苦,微寒	清利湿热,利胆退黄	黄疸,湿疹,湿疮	10~30

表 9-7 温里药

药名	性味	功能	主治	用量(g)
附子	辛,热,有毒	回阳救逆,补火助阳,祛寒止痛	亡阳厥逆,肢冷脉微,阳痿宫寒,虚寒吐泻,寒湿痹痛	3~15
肉桂	辛、甘,热	补火助阳,散寒止痛	肾阳不足,脾胃虚寒,寒痹	2~5
干姜	辛,热	温中祛寒,回阳通脉,温肺化饮	脾胃虚寒,亡阳厥逆,寒饮咳喘	3~10

表 9-8 理气药

药名	性味	功能	主治	用量(g)
陈皮	辛、苦,温	理气健脾,燥湿化痰	脾胃气滞,食少吐泻,寒痰咳嗽	3~10
枳实	苦、辛、微寒	破气除痞,化痰消积	食积证,痰浊停滞,泻痢便秘	3~10
木香	辛、苦,温	行气止痛	脾胃气滞,湿热泻痢,黄疸	3~10

表 9-9 消食药

药名	性味	功能	主治	用量(g)
山楂	酸、甘,微温	消食化积,行气散瘀	肉食积滞,腹泻,产后腹痛	10~15
麦芽	甘,平	消食健胃,回乳消胀	米面食积,断乳乳房胀痛	10~15
莱菔子	辛、甘,平	消食除胀,降气化痰	食积气滞,咳逆上气	6~10

表 9-10 止血药

药名	性味	功能	主治	用量(g)
大蓟	苦、甘,凉	凉血止血,散瘀解毒消痈	血热出血,热毒痈肿	10~15
三七	甘、微苦,温	化瘀止血,活血定痛	血瘀出血,胸腹刺痛,跌仆肿痛	3~10
白及	苦、甘,微寒	收敛止血,消肿生肌	肺胃出血,疮疡肿毒,皮肤皲裂	3~10
炮姜	苦,涩,温	温经止血,温中止痛	虚寒性吐血、便血、崩漏,腹痛腹泻	3~6

表 9-11 活血化瘀药

药名	性味	功能	主治	用量(g)
川芎	辛,温	活血行气,祛风止痛	血瘀气滞诸痛症,头痛,风湿痹痛	3~10
丹参	苦,微寒	活血调经,凉血消痈,安神	月经不调,胸腹刺痛,心烦不眠	5~15
红花	辛,温	活血通经,散瘀止痛	血瘀经闭,痛经,癥瘕	3~9
桃仁	苦、甘,平	散瘀疗痈,润肠通便	瘀血经闭,痛经,肠燥便秘,肠痈	5~10
牛膝	苦、酸,平	活血通经,补肝肾,强筋骨,引火下行	血瘀经闭,腰膝酸痛,阴虚火旺	6~15

表 9-12 化痰止咳平喘药

药名	性味	功能	主治	用量(g)
半夏	辛,温,有毒	燥湿化痰,降逆止呕,消痞散结	寒痰湿痰,呕吐反胃,胸脘痞闷,梅核气	3~10
瓜蒌	甘、微苦,寒	清肺化痰,利气润燥	肺热咳嗽,胸痹,乳痈,肺痈,便秘	10~20
川贝母	甘、苦,微寒	清热润肺,化痰止咳	肺热燥咳,阴虚劳嗽,瘰疬疮肿	3~10
苦杏仁	苦,温,小毒	止咳平喘,润肠通便	咳嗽气喘,胸满痰多,肠燥便秘	3~10
桔梗	苦、辛,平	宣肺祛痰,利咽,排脓	咳嗽痰多,胸闷不畅,咽痛,失音	3~6
紫菀	苦、甘,微温	润肺化痰止咳	痰多咳嗽	5~10
款冬花	辛、微苦,温	润肺止咳化痰	咳嗽,痰多,气喘	5~10

表 9-13 安神药

药名	性味	功能	主治	用量(g)
朱砂	甘,寒	镇惊安神,清热解毒	失眠心悸,多梦,惊风癫痫,疮疡肿毒	0.3~1
龙骨	甘、涩,平	镇心安神,平肝潜阳,固涩	心神不宁,阴虚阳亢,遗精带下	15~30
酸枣仁	酸、甘,平	养心安神,敛汗生津	失眠,惊悸,体虚多汗	10~20
柏子仁	甘,平	养心安神,润肠通便	心悸失眠,肠燥便秘	10~20

表 9-14　平肝息风药

药名	性味	功能	主治	用量(g)
石决明	咸,寒	平肝潜阳,清肝明目	头痛眩晕,视物昏花,青盲雀目	15~30
全蝎	辛,平,有毒	息风止痉,攻毒散结,通络止痛	惊风,中风,破伤风,疮疡肿毒	3~5
天麻	甘,平	平肝息风止痉,通络止痛	肝风头痛,肢体麻木,惊痫抽搐	3~10
钩藤	甘,微寒	清热平肝,息风定惊	惊痫抽搐,肝阳头晕,头痛	10~15

表 9-15　开窍药

药名	性味	功能	主治	用量(g)
冰片	辛、苦,微寒	开窍醒神,清热止痛	热病神昏、中风痰厥,喉痹口疮	0.03~0.1
苏合香	辛,温	开窍醒神,辟秽止痛	中风痰厥,胸腹冷痛,惊痫	0.3~1

表 9-16　补益药

药名	性味	功能	主治	用量(g)
人参	甘、苦,微温	大补元气,补脾益肺,生津,安神	体虚欲脱,肺脾气虚,消渴,惊悸失眠	5~10
党参	甘,平	益气,生津,养血	脾肺气虚,食少便溏,虚喘咳嗽	10~30
黄芪	甘,微温	补气升阳,益卫固表,利尿消肿,托毒生肌	气虚食少便溏,中气下陷诸症。自汗,浮肿	10~15
白术	苦、甘,温	健脾利水,止汗,安胎	脾虚食少,浮肿,表虚自汗	10~15
甘草	甘,平	益气和中,解毒止痛,祛痰止咳,调和药性	脾胃虚弱,心悸气短,挛急疼痛,痈肿疮毒	3~10
当归	甘、辛,温	补血活血,调经止痛,润肠通便	月经不调,虚寒腹痛,肠燥便秘,跌仆损伤	5~15
熟地黄	甘,微温	养血滋阴,填精益髓	血虚诸证,潮热,盗汗,腰膝酸软	10~30
白芍	苦、酸,微寒	养血调经,平肝止痛,敛阴止汗	月经不调,崩漏,头痛眩晕,血虚萎黄,自汗	10~15
何首乌	甘、涩,温	补肝肾,益精血,润肠	肝肾两虚,精血不足,疮毒,便秘	10~30
阿胶	甘,平	补血止血,滋阴润燥	血虚失血,心烦不眠,燥热咳嗽	5~15
麦冬	甘、微苦,寒	养阴生津,润肺清心	热伤津液,肺燥咳嗽,心烦失眠,消渴	10~15
枸杞子	甘,平	滋补肝肾,明目	腰膝酸软,眩晕耳鸣,视物不清	10~15
鹿茸	甘、咸,温	壮肾阳,益精血,强筋骨	阳痿早泄,筋骨痿软,崩漏,带下	1~3
冬虫夏草	甘,平	补肺益肾,止血,化痰	阳痿遗精,腰膝酸痛,久咳虚喘,劳嗽痰血	5~10
杜仲	甘,温	补肝肾,强筋骨,安胎	肾虚腰痛,筋骨无力,胎动不安	10~15

表 9-17　固涩药

药名	性味	功能	主治	用量(g)
五味子	酸、甘,温	敛肺滋肾,生津敛汗,涩精止泻,宁心安神	肺虚久咳,遗精遗尿,消渴,久泻汗出,心悸失眠	3~6
肉豆蔻	辛,温	涩肠止泻,温中行气	脾胃虚寒之久泻,脘腹胀痛,食少呕吐	3~9
乌梅	酸、涩,平	敛肺止咳,涩肠止泻,安蛔止痛,生津止渴	肺虚久咳,消渴,久痢,蛔厥呕吐,腹痛	3~10

重点提示

中药以功效来分类。

第二节　方　　剂

方剂是在辨证立法的基础上,按照一定的组方原则,选择适宜的药物,酌定恰当的用量,妥善配伍而成。方剂通过对药物的合理配伍,能够增强和综合药物原有功效,并能调和偏性,制其毒性,消除或缓和不良反应,使其发挥更好的治疗效果。

一、方剂理论

(一)组方原则

方剂的组成是根据病情需要,遵循组方原则和规律对药物进行合理、科学的运用。方剂的组方原则,古人用“君、臣、佐、使”4 个部分加以概括,用来说明药物配伍的主从关系。其含义分述如下。

1. *君药*　又称主药,是针对主病或主证起主要治疗作用的药物。在方中,君药是首要的,是不可缺少的药物。

2. *臣药*　又称辅药,协助君药加强疗效或针对兼病兼证起治疗作用的药物。

3. *佐药*　含义有三:一是佐助药,指治疗兼证或次要症状的药物;二是佐制药,指用以消除或减缓君、臣药的毒性与烈性的药物;三是反佐药,指在方中与君药性味相反,而又能在治疗中起协助作用的药物,如温热剂中加入少量的寒凉药,或寒凉剂中加入少量的温热药以消除寒热格拒的现象。

4. *使药*　含义有二:一是引经药,即能引导他药直达病所的药物;二是调和药,即调和方中诸药的药物。

现以麻黄汤为例,说明“君、臣、佐、使”这一组方原则。麻黄汤由麻黄、桂枝、杏仁、甘草组成,主治外感风寒表实证,见有恶寒发热、头身疼痛、无汗而喘、苔薄白、脉浮紧等症。方中:麻黄为君药,辛温发汗散风寒,兼宣肺平喘;桂枝为臣药,辛甘温,发汗助麻黄解表,同时又能调和营卫;杏仁为佐药,苦温,宣利肺气,配合麻黄宣肺平喘;甘草为使药,甘温,调和诸药,并可延缓药力，以防麻黄、桂枝发汗太过。四药相配，共奏散寒解表、宣肺平喘之功。

（二）组成变化

方剂的组成既有严格的原则性，又有一定的灵活性，临床用药时，应结合患者具体病情、体质、年龄、气候和环境等情况的不同，予以灵活运用，才能收到预期的治疗效果。

1. 药味增减变化　在主证及主药不变的情况下，随着兼证的变化，增减某些佐、使药物，以适应新的病情需要，亦称随证加减。如桂枝汤由桂枝、芍药、生姜、大枣、甘草5味药组成，主治发热头痛、汗出恶风、脉浮缓的外感表虚证，若兼见咳喘，加入厚朴、杏仁降逆平喘，即桂枝加厚朴杏子汤，用以治疗外感表虚兼喘证。

2. 药量增减变化　方剂中药物组成不变，但药物用量加以调整，导致方剂的配伍关系发生改变，从而其功用、主治亦不相同。如小承气汤与厚朴三物汤，均由大黄、枳实、厚朴3味药物组成，但小承气汤重用大黄为君，辅以厚朴、枳实，功用是攻下热结，主治阳明腑实证，潮热谵语，大便秘结，胸腹痞满，苔黄，脉数；厚朴三物汤重用厚朴为君，辅以大黄、枳实，功用以行气消满为主，主治实热内积、气滞之腹满，大便不通。

3. 剂型更换变化　方剂的药味和用量完全相同，但由于剂型不同，其作用亦异。如治疗脾胃虚寒的理中汤和理中丸，汤剂作用快而力峻，适用于证情较急重者；丸剂作用慢而力缓，适用于证情较轻缓者。

重点提示

1. 方剂的组成原则概括为君、臣、佐、使。

2. 方剂的组成既有严格的原则性，也有一定的灵活性，可改变方剂的药味、药量与剂型，以提高疗效。

二、常用方剂

方剂根据功效分为解表剂、清热剂、泻下剂、和解剂、祛湿剂、治燥剂、治风剂、化痰止咳剂、理气剂、理血剂、补益剂、固涩剂、温里剂、安神剂、消食剂等。以下为简要概述。

（1）解表剂：具有发汗解表的作用，治疗表证的方剂，称为解表剂（表9-18）。

表9-18　解表剂

方名	组成	功能	主治
麻黄汤	麻黄、桂枝、杏仁、甘草	解表发汗，宣肺平喘	恶寒发热，头痛身痛，无汗而喘，脉浮紧
银翘散	金银花、连翘、薄荷、桔梗、淡竹叶、荆芥、淡豆豉、牛蒡子、芦根、甘草	辛凉透表，清热解毒	发热，微恶风寒，咽痛，口渴，脉浮数
桑菊饮	桑叶、菊花、杏仁、连翘、薄荷、桔梗、甘草、芦根	疏风清热，宣肺止咳	风热咳嗽，身热不甚，微渴，脉浮数

(2)清热剂:具有清热泻火、凉血解毒等作用,治疗里热证的方剂,称为清热剂(表9-19)。

表9-19 清热剂

方名	组成	功能	主治
白虎汤	生石膏、知母、炙甘草、粳米	清热生津	身大热,汗大出,口大渴,脉洪大
黄连解毒汤	黄连、黄芩、黄柏、栀子	泻火解毒	大热烦扰,口燥咽干,舌红苔黄,脉数有力
龙胆泻肝汤	龙胆草、黄芩、栀子、泽泻、木通、当归、生地黄、甘草、车前子、柴胡	清肝胆实火,泻下焦湿热	口苦溺赤,舌红苔黄,脉弦数有力

(3)泻下剂:具有通便、泻热、攻积、逐水等作用,治疗里实证的方剂,称为泻下剂(表9-20)。

表9-20 泻下剂

方名	组成	功能	主治
大承气汤	大黄、厚朴、枳实、芒硝	峻下热结	大便秘结,脘腹胀满,苔黄厚而干,脉沉数有力
大黄附子汤	大黄、附子、细辛	温里散寒,通便止痛	便秘腹痛,手足不温,苔白腻,脉弦紧
麻子仁丸	麻子仁、芍药、枳实、大黄、厚朴、杏仁	润肠泻热,行气通便	大便秘结,小便频数,舌苔微黄

(4)和解剂:具有和解少阳、调和肝脾、调和寒热、表里双解等作用,治疗伤寒邪在少阳、肝脾不和、寒热错杂,以及表里同病的方剂,称为和解剂(表9-21)。

表9-21 和解剂

方名	组成	功能	主治
小柴胡汤	柴胡、黄芩、半夏、人参、甘草、生姜、大枣	和解少阳	少阳证。寒热往来,胸胁苦满,苔白,脉弦

(5)祛湿剂:具有化湿行水,通淋泄浊作用,治疗水湿为病的方剂,称为祛湿剂(表9-22)。

表9-22 祛湿剂

方名	组成	功能	主治
藿香正气散	藿香、紫苏、白术、白芷、茯苓、大腹皮、厚朴、半夏、陈皮、桔梗、炙甘草	解表化湿,理气和中	恶寒发热,头痛,恶心呕吐,腹痛腹泻,舌苔白
茵陈蒿汤	茵陈、栀子、大黄	清热利湿退黄	湿热黄疸。面目身俱黄,黄色鲜明,舌苔黄腻,脉沉数

(6)治燥剂:具有轻宣外燥或滋阴润燥等作用,治疗燥证的方剂,称为治燥剂(表9-23)。

表9-23 治燥剂

方名	组成	功能	主治
杏苏散	柴苏叶、杏仁、半夏、茯苓、橘皮、前胡、桔梗、枳壳、甘草、生姜、大枣	轻宣凉燥,宣肺化痰	恶寒无汗,咳嗽痰稀,咽干,苔白,脉弦
麦门冬汤	麦冬、半夏、人参、甘草、粳米、大枣	滋肺益胃,降逆下气	咳唾涎沫,气短喘促,舌干红少苔,脉虚数

(7)治风剂:具有疏散外风或平息内风的作用,治疗风病的方剂,称为治风剂(表9-24)。

表9-24 治风剂

方名	组成	功能	主治
川芎茶调散	川芎、荆芥、白芷、羌活、甘草、细辛、防风、薄荷	疏风止痛	外感风邪头痛,鼻塞,脉浮
天麻钩藤饮	天麻、钩藤、石决明、栀子、黄芩、川牛膝、杜仲、益母草、桑寄生、首乌藤、茯神	平肝息风,清热活血,补益肝肾	头痛,眩晕,失眠,舌红苔黄,脉弦

(8)化痰止咳剂:具有消除痰饮,制止或减轻咳喘的作用,治疗各种痰病的方剂,称为化痰止咳剂(表9-25)。

表9-25 化痰止咳剂

方名	组成	功能	主治
二陈汤	半夏、橘红、茯苓、炙甘草	燥湿化痰,理气和中	湿痰证。咳嗽,痰多易咯,舌苔白腻,脉缓滑
贝母瓜蒌散	浙贝母、瓜蒌、天花粉、茯苓、橘红、桔梗	润肺清热,理气化痰	燥痰咳嗽。干咳,痰黏难咳,咽喉干燥,苔白而干

(9)理气剂:具有行气或降气的作用,治疗气滞或气逆病证的方剂,称为理气剂(表9-26)。

表9-26 理气剂

方名	组成	功能	主治
越鞠丸	香附、川芎、苍术、神曲、栀子	行气解郁	郁证。胸膈痞闷,脘腹胀痛,饮食不消
柴胡疏肝散	柴胡、陈皮、川芎、香附、枳壳、芍药、甘草	疏肝解郁,行气止痛	肝气郁滞证。胁肋胀痛,脘腹胀满,脉弦

（10）理血剂：具有活血化瘀或止血作用，治疗瘀血和出血证的方剂，称为理血剂（表9-27）。

表 9-27　理血剂

方名	组成	功能	主治
血府逐瘀汤	桃仁、红花、当归、生地黄、川芎、赤芍、牛膝、桔梗、柴胡、枳壳、甘草	活血祛瘀，行气止痛	胸痛，痛有定处，舌黯红或有瘀斑
小蓟饮子	生地黄、小蓟、滑石、木通、蒲黄、藕节、淡竹叶、当归、栀子、炙甘草	凉血止血，利水通淋	小便赤涩热痛，舌红，脉数

（11）补益剂：具有补养人体气、血、阴、阳等作用，治疗各种虚证的方剂，称为补益剂（表9-28）。

表 9-28　补益剂

方名	组成	功能	主治
四君子汤	人参、白术、茯苓、炙甘草	益气健脾	脾胃气虚证。面色㿠白，食少，气短，四肢无力，舌淡苔白，脉虚弱
补中益气汤	黄芪、甘草、人参、当归、橘皮、升麻、柴胡、白术	补中益气，升阳举陷	脾胃气虚证，气虚下陷证，气虚发热证。体倦乏力，少气懒言，面色㿠白，脉虚无力
四物汤	熟地黄、当归、白芍、川芎	补血活血	心悸头晕，面色无华，舌淡，脉细
六味地黄丸	熟地黄、山药、山茱萸、泽泻、牡丹皮、茯苓	滋阴补肾	肾阴虚证。腰膝酸软，头晕目眩，口燥咽干，舌红少苔，脉沉细数
肾气丸	熟地黄、山茱萸、山药、泽泻、茯苓、牡丹皮、桂枝、附子	补肾助阳	肾阳不足。腰痛脚软，小便不利或反多，舌淡而胖，脉虚弱而尺部沉细

（12）固涩剂：具有收敛固涩作用，治疗气、血、精、津液耗散滑脱之证的方剂，称为固涩剂（表9-29）。

表 9-29　固涩剂

方名	组成	功能	主治
四神丸	肉豆蔻、补骨脂、五味子、吴茱萸	温肾暖脾，涩肠止泻	五更泄泻，不思饮食，或久泻不止，腹痛肢冷，神疲乏力
桑螵蛸散	桑螵蛸、远志、菖蒲、龙骨、人参、茯神、当归、龟甲	调补心肾，涩精止遗	尿频或遗尿，遗精，心神恍惚，舌淡苔白，脉细弱

（13）温里剂：具有温里助阳、散寒通脉等作用，治疗里寒证的方剂，称为温里剂（表9-30）。

表9-30　温里剂

方名	组成	功能	主治
理中丸	人参、干姜、白术、炙甘草	温中散寒，补气健脾	畏寒肢冷，脘腹疼痛，喜温欲按，呕吐，便溏
四逆汤	附子、干姜、甘草	回阳救逆	神衰欲寐，舌淡苔白，脉微
当归四逆汤	当归、桂枝、芍药、细辛、甘草、通草、大枣	温经散寒，养血通脉	手足厥冷，脉细欲绝，舌淡

（14）安神剂：具有安神定志作用，治疗神志不安疾病的方剂，称为安神剂（表9-31）。

表9-31　安神剂

方名	组成	功能	主治
酸枣仁汤	酸枣仁、茯苓、知母、川芎、甘草	养血安神，清热除烦	虚烦不眠，咽干口燥，舌红，脉弦细
朱砂安神丸	朱砂、黄连、甘草、生地黄、当归	重镇安神，清心泻火	心烦神乱，惊悸失眠，舌红，脉细数

（15）消食剂：具有消食健脾，除痞化积作用，治疗食积停滞的方剂，称为消食剂（表9-32）。

表9-32　消食剂

方名	组成	功能	主治
保和丸	山楂、神曲、半夏、茯苓、陈皮、连翘、莱菔子	消食和胃	脘腹胀满，嗳腐厌食，苔厚腻，脉滑

重点提示

方剂以主要功用来分类。

三、常用中成药

中成药是在中医药理论指导下，以中药材为原料，按照规定的处方、生产工艺和质量标准生产的制剂。具有便于携带、使用方便等特点。中成药分内服和外用两种。内服中成药的常用剂型为丸剂、散剂、颗粒剂、片剂、膏剂、胶囊剂等，主要适用于脏腑气血异常所导致的各种疾病。外用中成药常用的剂型有膏贴剂、搽剂、栓剂、滴鼻剂、滴眼剂、气雾剂等，主要适用于疮疡、外伤、皮肤及五官科等多种疾病。

(一)内科用药

内科用药见表 9-33 至表 9-43。

表 9-33 解表剂

方名	组成	功能	主治	用量用法
感冒退热冲剂	大青叶、板蓝根、连翘、拳参	清热解毒	感冒发热,上呼吸道感染,急性扁桃体炎,咽炎	冲服,1 次 1~2 袋,3 次/天
防风通圣丸	防风、荆芥穗、薄荷、麻黄、大黄、芒硝、栀子、滑石、桔梗、石膏、川芎、当归、白芍、黄芩、连翘、甘草、白术	解表通里,清热解毒	外寒内热,表里俱实,恶寒壮热,头痛咽干,小便短赤,大便秘结,风疹湿疮	口服,1 次 6g,2 次/天
银翘解毒丸	金银花、连翘、薄荷、荆芥、淡豆豉、牛蒡子、桔梗、淡竹叶、甘草	辛凉解表,清热解毒	风热感冒,发热头痛,咳嗽,口干,咽喉疼痛	口服,1 次 1 丸,2~3 次/天
玉屏风颗粒	黄芪、炒白术、防风	益气,固表,止汗	表虚不固,自汗恶风,面色㿠白,或体虚易感风邪者	冲服,1 次 5g,3 次/天

表 9-34 祛暑剂

方名	组成	功能	主治	用量用法
藿香正气水	苍术、陈皮、厚朴、白芷、茯苓、大腹皮、生半夏、甘草、广藿香、紫苏叶	解表化湿,理气和中	外感风寒、内伤湿滞或夏伤暑湿所致的感冒。胃肠型感冒见上述证候者	口服,1 次 5~10ml, 2 次/天。用时摇匀

表 9-35 泻下剂

方名	组成	功能	主治	用量用法
麻仁润肠丸	火麻仁、苦杏仁、大黄、木香、陈皮、白芍	润肠通便	肠胃积热,胸腹胀满,大便秘结	口服,1 次 1~2 丸,2 次/天

表 9-36 清热剂

方名	组成	功能	主治	用量用法
黄连上清丸	黄连、栀子、连翘、蔓荆子、防风、荆芥穗、白芷、黄芩、菊花、薄荷、大黄、黄柏、桔梗、川芎、石膏、旋覆花、甘草	散风清热,泻火止痛	风热上攻、肺胃热盛所致的头晕目眩、牙痛口疮、咽痛耳鸣、便秘尿赤	口服,1 次 1~2 丸,2 次/天
牛黄解毒片	人工牛黄、雄黄、石膏、生大黄、黄芩、桔梗、冰片、甘草	清热解毒	火热内盛,咽喉肿痛,牙龈肿痛,口舌生疮,目赤肿痛	口服,1 次 3 片,2~3 次/天

续表

方名	组成	功能	主治	用量用法
三黄片	大黄、盐酸小檗碱、黄芩	清热解毒，泻火通便	三焦热盛所致的目赤肿痛、口舌生疮、咽痛牙痛、心烦口渴、尿黄便秘	口服，1次4片，2次/天
双黄连合剂	金银花、黄芩、连翘	辛凉解表，清热解毒	外感风热引起的发热，咳嗽，咽痛	口服，1次20ml，3次/天
银黄颗粒	金银花、黄芩	清热解毒	急慢性扁桃体炎，急慢性咽喉炎，上呼吸道感染	口服，1次1~2袋，2次/天
莲花清瘟胶囊	连翘、金银花、炙麻黄、炒苦杏仁、石膏、板蓝根、绵马贯众、鱼腥草、广藿香、大黄、红景天、薄荷脑、甘草等	清瘟解毒，宣肺泄热	发热或高热，恶寒，肌肉酸痛，鼻塞流涕，咳嗽，头痛，咽干咽痛，舌红，苔黄腻	口服，1次4粒，3次/天
板蓝根颗粒	板蓝根	清热解毒，凉血利咽	肺胃热盛，咽喉肿痛，急性扁桃体炎	冲服，1次5~10g，3~4次/天

表9-37　温里剂

方名	组成	功能	主治	用量用法
附子理中丸	附子、党参、白术、干姜、甘草	温中健脾	脾胃虚寒，脘腹冷痛，呕吐泄泻，手足不温	口服，大蜜丸1次1丸，2~3次/天
香砂养胃丸	木香、砂仁、白术、陈皮、茯苓、半夏、香附、枳实、豆蔻、厚朴、广藿香、甘草、生姜、大枣	温中和胃	不思饮食，胃脘满闷或泛吐酸水	口服，1次9g，2次/天

表9-38　止咳平喘剂

方名	组成	功能	主治	用量用法
通宣理肺丸	紫苏叶、前胡、桔梗、苦杏仁、麻黄、甘草、陈皮、半夏、茯苓、枳壳、黄芩	解表散寒，宣肺止嗽	风寒束表、肺气不宣所致的感冒咳嗽，症见发热、恶寒、咳嗽、鼻塞流涕、头痛、无汗、肢体酸痛	口服，水蜜丸1次2丸，2~3次/天
橘红丸	化橘红、陈皮、半夏、茯苓、甘草、桔梗、苦杏仁、紫苏子、紫菀、款冬花、瓜蒌皮、浙贝母、地黄、麦冬、石膏	清肺，化痰，止咳	痰热咳嗽，痰多，色黄黏稠，胸闷口干	口服，大蜜丸1次2丸，2次/天

表 9-39 开窍剂

方名	组成	功能	主治	用量用法
清开灵颗粒	胆酸、珍珠母、猪去氧胆酸、栀子、水牛角、板蓝根、黄芩苷、金银花	清热解毒，镇静安神	外感风热时毒，上呼吸道感染，病毒性感冒，急性扁桃体炎，急性咽炎，急性气管炎	口服，1次1~2袋，2~3次/天

表 9-40 扶正剂

方名	组成	功能	主治	用量用法
补中益气丸	黄芩、党参、甘草、白术、当归、升麻、柴胡、陈皮、生姜、大枣	补中益气，升阳举陷	体倦乏力，食少腹胀，久泻脱肛，内脏下垂	口服，1次8~10丸，3次/天
归脾丸	党参、白术、炙黄芪、甘草、茯苓、远志、酸枣仁、龙眼肉、当归、木香、大枣	益气健脾，养血安神	心脾两虚，气短心悸，失眠多梦，头昏头晕，肢倦乏力，食欲缺乏	口服，1次9g，3次/天
金匮肾气丸	地黄、山药、山茱萸、茯苓、牡丹皮、泽泻、桂枝、附子、牛膝、车前子	温补肾阳，化气行水	肾虚水肿，腰酸腿软，小便不利，畏寒肢冷	口服，1次6g，2次/天
生脉饮	人参、麦冬、五味子	益气复脉，养阴生津	气阴两亏，心悸气短，脉微自汗	口服，1次10ml，3次/天

表 9-41 祛瘀剂

方名	组成	功能	主治	用量用法
复方丹参片	丹参，三七、冰片	活血化瘀，理气止痛	胸痹，胸中憋闷，心前区刺痛	口服，1次3片，3次/天

表 9-42 理气剂

方名	组成	功能	主治	用量用法
逍遥丸	柴胡、当归、白芍、白术、茯苓、炙甘草、薄荷、生姜	疏肝健脾，养血调经	肝郁脾虚所致月经不调，胸胁胀痛，头晕目眩，食欲减退	口服，1次9g，2次/天

表 9-43 消导剂

方名	组成	功能	主治	用量用法
保和丸	山楂、神曲、半夏、茯苓、陈皮、连翘、莱菔子、麦芽	消食，导滞，和胃	食积停滞，脘腹胀满，嗳腐吞酸，不欲饮食	口服，1次8丸，3次/天

(二)外科用药

外科用药见表 9-44。

表 9-44 外科用药

方名	组成	功能	主治	用量用法
消炎利胆片	穿心莲、溪黄草、苦木	清热，祛湿，利胆	口苦，胁痛，急性胆囊炎，胆管炎及胆结石并发感染	口服，1 次 6 片，3 次/天
排石颗粒	连钱草、车前子、关木通、徐长卿、石韦、瞿麦，苘麻子、甘草	清热利水，通淋排石	石淋，腰腹疼痛，排尿不畅，血尿，泌尿系结石	冲服，1 次 5g，3 次/天

(三) 妇科用药

妇科用药见表 9-45。

表 9-45 妇科用药

方名	组成	功能	主治	用量用法
益母草颗粒	益母草	祛瘀生新	血瘀所致的月经不调，产后腹痛	口服，1 次 5g，2 次/天
乌鸡白凤丸	乌鸡、鹿角胶、鳖甲、山药、人参、黄芪、牡蛎、桑螵蛸、当归、白芍、香附、天冬、甘草、地黄、熟地黄、川芎、银柴胡、丹参、鹿角霜	补养气血，调经止带	气血两虚，腰膝酸软，月经不调，白带量多	口服，1 次 6g，2 次/天

(四) 骨伤科用药

骨伤科用药见表 9-46。

表 9-46 骨伤科用药

方名	组成	功能	主治	用量用法
跌打丸	续断、三七、乳香、没药、血竭、土鳖虫、自然铜、当归、白芍、赤芍、桃仁、红花、刘寄奴、骨碎补、苏木、牡丹皮等	活血散瘀，消肿止痛	跌打损伤，瘀血肿痛，腰部或筋骨扭伤等	口服，1 次 1 丸，2 次/天
云南白药	蒲黄、白及等	化瘀止血，活血止痛，解毒消肿	跌打损伤，瘀血肿痛，外伤出血，吐血，衄血，咯血，便血，痔血，崩漏，及皮肤感染性疾病	口服，1 次 0.25~0.5g，4 次/天

讨论与思考

1. 中药的性能包括哪些方面？
2. 简述中药配伍、用药禁忌的内容。
3. 简述中药汤剂的煎服法。
4. 方剂的组成原则及变化规律有哪些？
5. 常用中药、方剂及中成药的功能是什么？

（魏　毅）

第 10 章

中医常用护理技术

学习要点

1. 腧穴的概念及定位方法。
2. 针刺的方法及异常情况处理。
3. 灸法、拔罐法的操作方法及注意事项。
4. 推拿法的治疗原理,临床常用推拿手法。
5. 刮痧的操作方法。

第一节 腧 穴

腧,有转输、输注之意;穴,有孔隙之意。腧穴是脏腑、经络之气输注于人体体表的部位,在病理上是脏腑、经络病证的反应点,在治疗上是针灸、推拿的施术部位。

一、腧穴的分类与作用

(一)腧穴的分类

腧穴的分类很多,目前主要分为十四经穴、经外奇穴、阿是穴。

1. 十四经穴 简称“经穴”,指分布在十二经脉和任、督二脉上的腧穴,共有 361 穴。其中十二经脉的腧穴为左右对称的双穴,任、督二脉的腧穴分布在人体前后正中线上,为单穴。这些腧穴具有固定的名称,固定的位置。

2. 经外奇穴 简称为“奇穴”,指有一定的名称和确定的位置,但没有列入十四经穴的腧穴。奇穴对某些特殊疾病有特殊的治疗作用。

3. 阿是穴 又称“压痛点”“以痛为腧”。阿是穴无固定的定位和命名,以压痛点或反应点作为针灸推拿施术的部位。

(二)腧穴的主治作用

腧穴是气血输注的部位,也是邪气进出人体所经之处。所以腧穴能预防和治疗相关疾病,主要有以下三方面作用。

1. 近治作用 是指腧穴具有治疗所在部位及邻近组织、器官病证的作用,是所有腧穴的共有作用。如眼区周围的睛明、承泣等腧穴均能治疗眼疾，胃脘部周围的中脘等腧穴均能治疗胃病，阿是穴可治疗所在部位局部的病痛等。

2. 远治作用　是指腧穴具有循经治疗远隔部位的脏腑、组织、器官病证的作用。主要体现为位于四肢肘、膝关节以下的经穴能够治疗近端或躯干部位相关的病证，如足三里穴能治疗胃脘部病证。

3. 特殊作用　是指某些腧穴具有双向调节作用和特殊治疗作用。如针刺天枢穴既可止泻，又可通便；针刺内关既可治心动过缓，也可治心动过速，具有双向调节作用；大椎穴退热，至阴穴矫正胎位等，都属特殊治疗作用。

二、腧穴常用的定位方法

临床运用针灸、推拿方法治疗疾病，腧穴的定位是关键。取穴是否准确，与治疗效果有着密切的关系。要做到定位准确，就必须掌握好正确的定位方法。临床上常见的定位方法有以下 4 种。

1. 骨度分寸定位法　是指以骨节为标志，将两骨节之间的长度折量为一定的分寸，用以确定腧穴位置的方法，见表 10-1。

表 10-1　常用骨度分寸表

分部	部位起点	常用骨度(寸)	度量法	说明
头部	正中前后发际之间	12	直量	用于确认头部穴纵向距离
躯干部	两乳头之间连线	8	横量	用于确认胸部穴横向距离
	胸剑联合至脐中	8	直量	用于确认躯干部穴纵向距离
	脐中至耻骨联合上缘	5	直量	用于确认躯干部穴纵向距离
	两肩胛骨脊柱缘之间	6	横量	用于确认背部穴横向距离
上肢部	腋前纹头至肘横纹	9	直量	
	肘横纹至腕横纹	12	直量	用于手三阴、手三阳经等的骨度分寸
下肢部	耻骨上缘至股骨内上髁上缘	18	直量	
	股骨大转子至腘窝横纹	19	直量	
	臀横纹至腘窝横纹	14	直量	
	胫骨内侧髁下缘至内踝尖	13	直量	
	腘窝横纹至外踝尖	16	直量	
	外踝尖至足底	3	直量	用于足三阴、足三阳经等的骨度分寸

2. 手指同身寸定位法　是指以本人的手指为标准来定取穴位的方法。

(1)拇指同身寸：是以患者拇指的指间关节的宽度为一寸来定穴。

(2)中指同身寸：是以患者的中指中节屈曲时内侧两端横纹头之间作为一寸来定穴。

(3)横指同身寸：又叫“一夫法”，是患者将示指、中指、环指、小指并拢，以中指中节横纹处为准，四指横量作为 3 寸来定穴。

3. 解剖标志定位法　是以人体解剖学的体表标志为依据来确定腧穴位置的方法。

(1)固定的标志：是指各部位由骨节、肌肉所形成的突起、凹陷及五官轮廓、发际、肚脐等，是在自然姿势下外表可见的标志，可以借助这些外表的标志确定腧穴的位置。如脐中为神阙，其旁开 2 寸取天枢等。

（2）活动的标志：是指各部的关节、肌肉、肌腱、皮肤随着人体的活动而出现的空隙、凹陷、尖端等外部标志，据此可确定腧穴位置。如在耳屏与下颌关节之间，张口呈凹陷处取听宫。

4. 简便取穴法　简便取穴法是临床上常用的简便易行的取穴方法。如两手虎口交叉，一手示指压在另一手腕后桡骨茎突上方，其示指端到达之处取列缺等。

三、常用腧穴

（一）手太阴肺经

1. 循行及主治概要　在体表从胸前壁外上方，沿上肢内侧前缘下行，止于拇指桡侧端。主治外感、头项痛、咳痰喘等病证（图 10-1）。

2. 常用腧穴

（1）尺泽

定位：屈肘时，肘横纹中，肱二头肌腱的桡侧缘凹陷处。

主治：咳嗽、气喘、咯血、咽喉疼痛等。

（2）列缺

定位：桡骨茎突上方，腕横纹上 1.5 寸（简便取穴法：两手虎口交叉自然平握，一手示指伸直按在另一手桡骨茎突上，示指尖端所触尽头处）。

主治：咳嗽、气喘，同时能治疗手阳明大肠经的头痛、项强、口眼㖞斜等，故有“头项寻列缺”之说。

（3）少商

定位：拇指桡侧指甲旁开 0.1 寸。

主治：中暑、惊风、中风昏仆、晕厥，浅刺放血治疗咽喉肿痛。

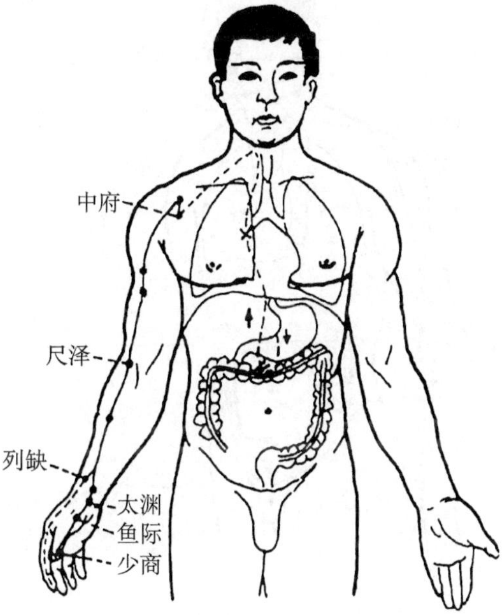

图 10-1　手太阴肺经

（二）手阳明大肠经

1. 循行及主治概要　从示指桡侧端沿上肢外侧前缘上行，在人中沟交叉到对侧鼻翼旁。主治头面、五官、咽喉病、热病及经脉循行部位的其他病证（图 10-2）。

2. 常用腧穴

（1）合谷

定位：手背上，第 1、2 掌骨之间，第 2 掌骨中点，当第 2 掌骨向第 1 掌骨靠拢时的隆起处。

主治：头痛、头晕、鼻、喉、齿等头面五官疾病，故有“面口合谷收”之说。

（2）曲池

定位：屈肘时，肘横纹外侧端与肱骨外上髁连线的中点。

主治：热病、上肢瘫痪、皮肤瘾疹、瘙痒等。

（3）迎香

定位：鼻翼外缘中点旁 0.5 寸，当鼻唇沟中。

主治：鼻塞等鼻疾。

(三)足阳明胃经

1. 循行及主治概要　从鼻侧，沿下颌角、耳前至前额。从下颌下行，经颈、胸腹，沿下肢外侧前缘进入第2足趾外侧端。主治胃肠病、头面、目鼻、口齿痛等病证(图10-3)。

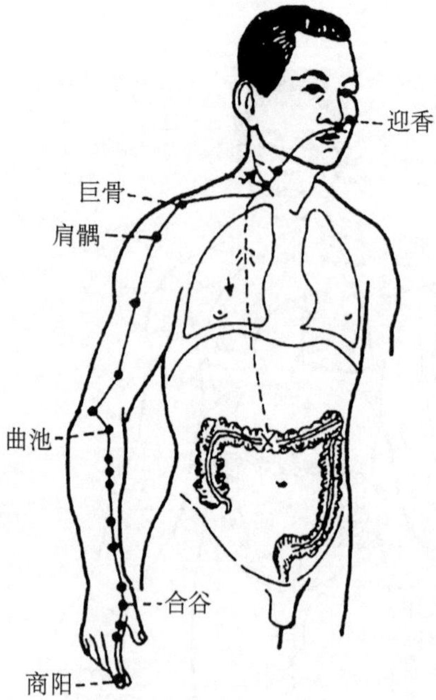

图10-2　手阳明大肠经

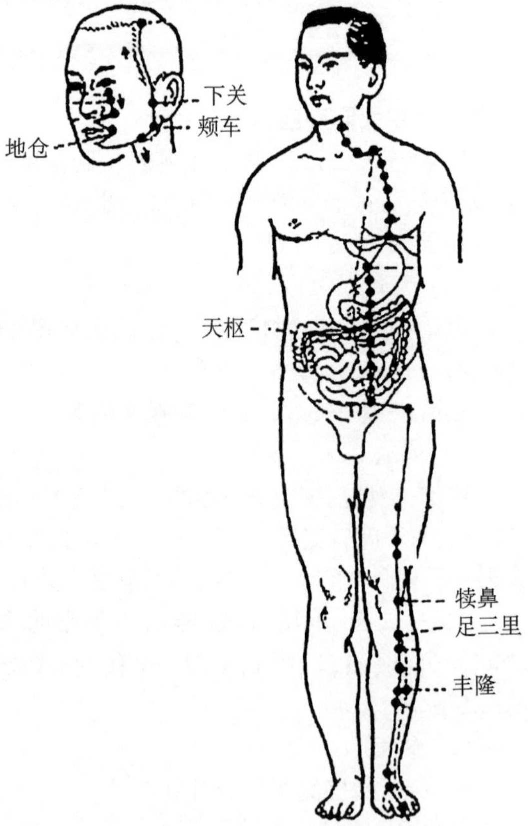

图10-3　足阳明胃经

2. 常用腧穴

(1)地仓

定位：口角旁0.4寸。

主治：口眼㖞斜、流涎、中风口不能闭合等。

(2)颊车

定位：咀嚼时咬肌隆起处，即下颌角前上方1横指凹陷处。

主治：口眼㖞斜、牙龈肿痛、下颌关节炎、牙关紧闭等。

(3)下关

定位：颧弓和下颌切迹之间的凹陷处。合口有孔，张口即闭。

主治：牙痛、下颌关节炎、口眼㖞斜、耳聋、耳鸣等。

(4)天枢

定位：脐旁开2寸。

主治：腹痛、腹胀、泄泻、便秘、月经失调、肠麻痹等。

(5)足三里

定位：在小腿前外侧，犊鼻穴下 3 寸，胫骨前缘外 1 横指（中指）。

主治：胃痛、呕吐、腹胀、泄泻、痢疾、便秘、疳积、肠痈、下肢痹痛等，故有“肚腹三里留”之说。该穴也是强壮保健要穴之一。

（四）足太阴脾经

1. 循行及主治概要　起于足大趾内侧端，沿大趾内侧向上行至内踝前，交出足厥阴经的前面，经膝股部内侧前缘，进入腹部，挟咽旁系舌根，散舌下。主治脾胃病、妇科、前阴病及经脉循行部位的其他病证（图 10-4）。

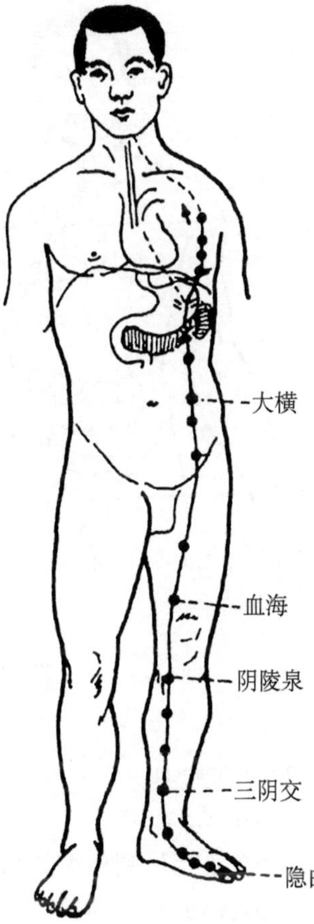

图 10-4　足太阴脾经

2. 常用腧穴

(1)三阴交

定位：内踝尖上 3 寸，胫骨内侧后缘。

主治：腹胀、泄泻、男子遗精、阳痿、不育、女子月经不调、闭经、痛经、崩漏、带下病、子宫脱垂、不孕等。为治消化系、生殖系和泌尿系疾病的常用穴。注意孕妇禁针。

(2)阴陵泉

定位：胫骨内侧髁下缘凹陷处。

主治：腹泻、腹痛、痢疾、小便不利、水肿、脚气等。

(3)血海

定位：当屈膝时，髌骨内上缘上 2 寸（简便取穴法：患者屈膝，用左手掌心按患者右膝盖髌骨上，四指向上伸直，拇指向下斜置，拇指尖下）。

主治：月经不调、痛经、崩漏、瘾疹、下肢湿疹等各种与血有关的病证。

（五）手少阴心经

1. 循行及主治概要　起于心中，过膈，联络小肠。出腋窝，沿上肢内侧尺侧缘，止于小指桡侧端。主治心、胸、神志病及经脉循行部位的其他病证（图 10-5）。

2. 常用腧穴

(1)通里

定位：前臂掌侧，当尺侧腕屈肌腱的桡侧凹陷处，腕横纹上 1 寸。

主治：心痛、心悸、癔症、舌强不语、失音等。

(2)神门

定位：腕横纹尺侧端，尺侧腕屈肌腱的桡侧凹陷处。

主治：癫痫、神经衰弱、失眠、健忘、多梦、心悸等。

（六）手太阳小肠经

1. 循行及主治概要　起于小指尺侧端，沿上肢外侧后缘上行过目外眦至耳屏前。主治头、项、耳、目、喉咽病、热病、神志病及经脉循行部位的其他病证（图 10-6）。

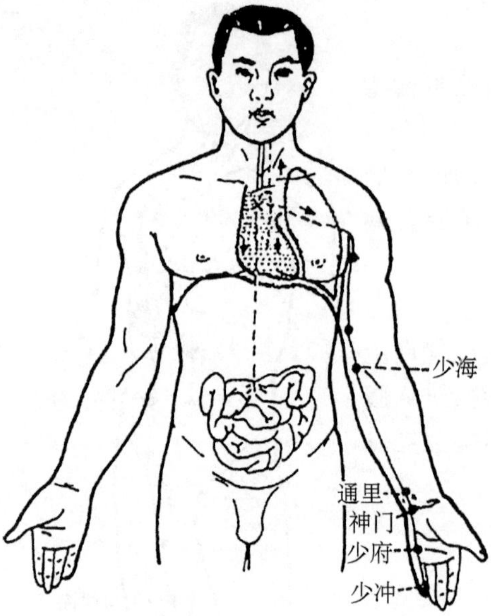

图 10-5 手少阴心经

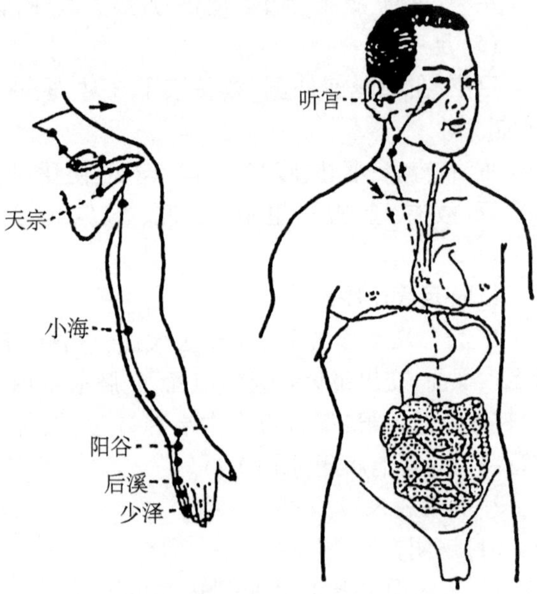

图 10-6 手太阳小肠经

2. 常用腧穴

(1)少泽

定位:小指尺侧指甲旁 0.1 寸。

主治:热邪所致的昏迷、咽痛、发热,与膻中穴配合治疗乳汁不下、乳痈等。

(2)天宗

定位:肩胛部,岗下窝中央凹陷处,平对第 4 胸椎。

主治:肩周炎、中风瘫痪、落枕等。

(3)听宫

定位:耳屏前,当下颌骨髁状突后方,张口时出现的凹陷处。

主治:耳鸣、耳聋、齿痛、下颌关节炎等。

(七)足太阳膀胱经

1. 循行及主治概要 起于目内眦,循头顶,夹督脉下项,分成两支,沿脊柱旁寸半及 3 寸、大腿后侧下行,汇合于腘窝正中,再沿小腿后侧、足外侧下行,止于小趾外侧端。主治头、项、目、背、腰、下肢部病症及神志病,背部第 1 侧线的背俞穴及第 2 侧线相平的腧穴,主治与其相关脏腑病证和有关组织器官病证(图 10-7)。

2. 常用腧穴

(1)睛明

定位:目内眦角稍上方凹陷处。

主治:目赤肿痛、迎风流泪、视物不清等眼部疾病。

(2)肺俞

定位:第 3 胸椎棘突下,旁开 1.5 寸。

主治：咳嗽、气喘、胸痛、潮热盗汗等。

(3)心俞

定位：第 5 胸骨棘突下，旁开 1.5 寸。

主治：心痛、心悸、失眠、健忘、多梦、癔症等。

(4)肾俞

定位：第 2 腰椎棘突下，旁开 1.5 寸。

主治：遗精、阳痿、不孕不育、遗尿、带下、腰背疼痛、耳鸣、耳聋等。

(5)委中

定位：腘横纹的中点。

主治：腰背部疼痛、下肢痿痹、吐泻等，故有“腰背委中求”之说。

(6)昆仑

定位：外踝与跟腱之间的凹陷处。

主治：头痛、项强、目眩、腰痛、足跟痛等。

(7)至阴

定位：足小趾外侧趾甲角旁 0.1 寸。

主治：胎位不正(用灸法)、难产、头痛、鼻塞、目痛等。

(八)足少阴肾经

1. *循行及主治概要*　起于足小趾之下，沿内踝后向上行于小腿内侧后缘，通过脊柱，向前分布于腹、胸。主治妇科病、前阴病、肾、肺、咽喉病等病证(图 10-8)。

2. *常用腧穴*

(1)涌泉

定位：足底部前 1/3，卷足时凹陷处。

主治：头痛、头晕、眼花、咽喉肿痛、休克、中暑、小儿惊风等。

(2)太溪

定位：内踝和跟腱之间的凹陷处。

主治：遗精、月经不调、耳鸣耳聋、咽喉疼痛、咯血、盗汗、失眠多梦、牙齿酸痛等。

(九)手厥阴心包经

1. *循行及主治概要*　从胸部抵腋下，沿上肢内侧正中下行，止于中指端。主治心、胸、胃、神志病及经脉循行部位的其他病证(图 10-9)。

2. *常用腧穴*

(1)曲泽

定位：屈肘时，肘横纹中，肱二头肌腱尺侧缘凹陷处。

主治：心痛、心悸、胃痛、吐泻等。

(2)内关

定位：腕横纹上 2 寸，掌长肌腱与桡侧腕屈肌腱之间。

主治：心痛、心悸、胸痛、癫狂、健忘、惊悸、失眠、多梦、胃脘痛、呕吐、呃逆等。

(十)手少阳三焦经

1. *循行及主治概要*　起于环指尺侧端，沿上肢外侧正中上行，止于眉梢。主治侧头、耳、目、胸胁、咽喉病、热病及经脉循行部位的其他病证(图 10-10)。

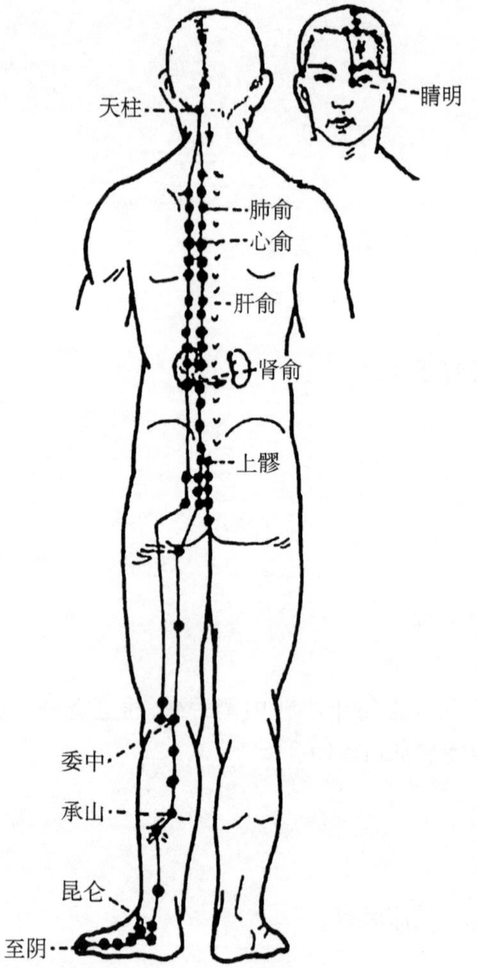

图 10-7 足太阳膀胱经

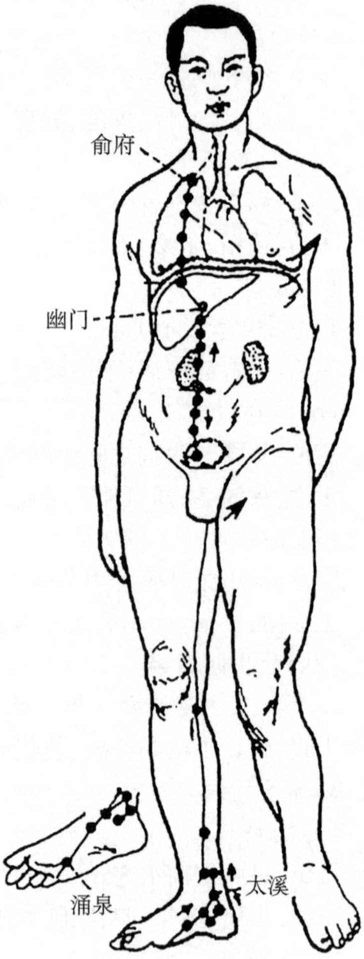

图 10-8 足少阴肾经

2. 常用腧穴

(1)外关

定位:腕背横纹上2寸,桡骨与尺骨之间,对应内侧是内关穴。

主治:风热感冒、上肢部痛、偏头痛、耳鸣、耳聋、目赤肿痛等。

(2)翳风

定位:耳垂后方凹陷处,即乳突与下颌角之间的凹陷处。

主治:头痛、头晕、耳鸣、耳聋、牙关紧闭、牙齿疼痛等。

(十一)足少阳胆经

1. 循行及主治概要 起于目外眦,经耳前,沿胸胁、下肢外侧中缘下行,止于足第4趾外侧端。主治侧头、目、耳、咽喉病、神志病、热病及经脉循行部位的其他病证(图10-11)。

2. 常用腧穴

(1)风池

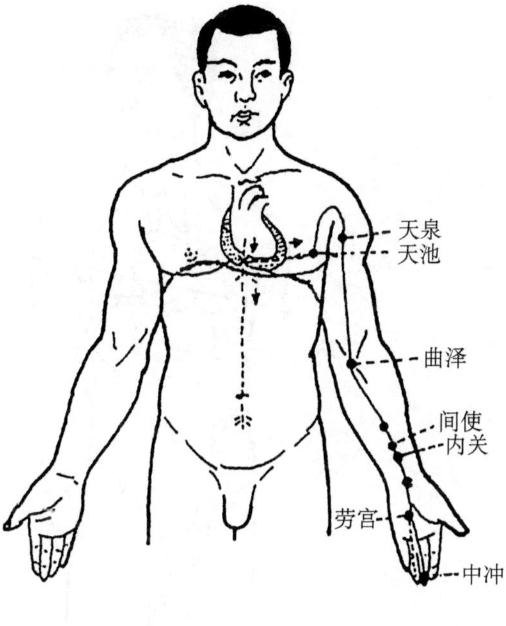

图 10-9　手厥阴心包经

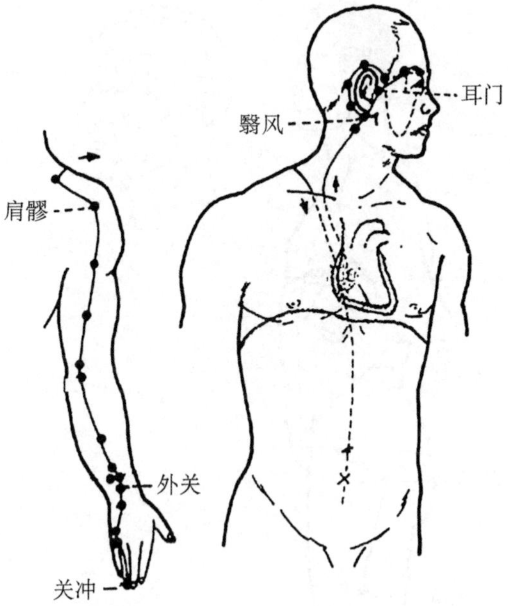

图 10-10　手少阳三焦经

定位：颈项部，胸锁乳突肌和斜方肌上端的凹陷处，与风府穴平行。

主治：中风瘫痪、头晕目眩、外感风寒、风热头痛、颈项部疼痛等。

(2) 肩井

定位：肩峰端与大椎穴连线的中点。

主治：肩部、颈项部的疼痛、上肢不遂、乳痈等。

(3) 环跳

定位：臀部，股骨大转子最高凸起点与骶管裂孔连线上中、外 1/3 交界处。

主治：下肢痿痹、瘫痪、腰痛等。

(4) 阳陵泉

定位：小腿外侧，腓骨小头前下方凹陷处。

主治：黄疸、胆绞痛、下肢痿弱无力等。

(十二) 足厥阴肝经

1. 循行及主治概要　起于足大趾外侧端，经内踝前，沿胫骨内侧上行，在内踝上 8 寸交到脾经之后，再沿大腿内侧中间上行，经小腹，止于胸胁部。主治肝病、妇科、前阴病及经脉循行部位的其他病证(图 10-12)。

2. 常用腧穴

(1) 行间

定位：足背部，第 1、2 足趾之间，足趾蹼缘赤白肉际处。

主治：头痛、眩晕、目赤肿痛、月经过多等。

(2) 太冲

定位：足背，第 1、2 跖骨结合部前下方的凹陷处。

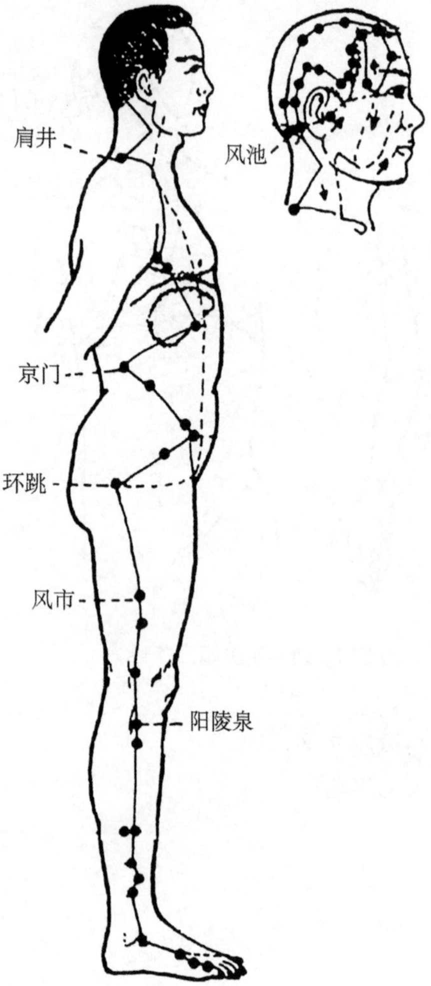

图 10-11 足少阳胆经

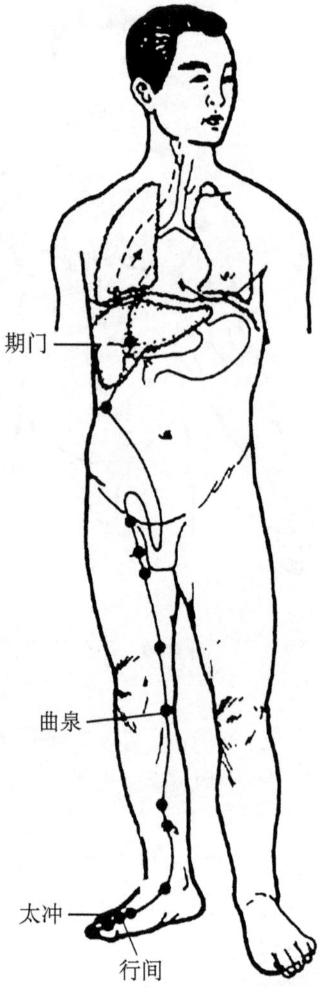

图 10-12 足厥阴肝经

主治：头晕目眩、头涨头痛、口眼㖞斜、崩漏、疝气，各种痹痛和神经方面疾病。

（十三）任脉

1. 循行及主治概要 起于小腹内，出会阴。从会阴沿腹、胸、颈正中至口唇下。主治腹、胸、颈头面的局部等病证。少数腧穴有强壮作用或可治神志病。（图 10-13）

2. 常用腧穴

（1）关元

定位：下腹部，前正中线上，脐下 3 寸。

主治：月经不调、痛经、带下、不孕、盆腔炎、遗精、早泄、阳痿、不育等，该穴是治疗生殖系统疾病的重要穴位。另外，灸关元穴可起到强壮全身的作用。

（2）神阙

定位：脐中央。

主治：腹痛、腹泻、脱肛、中风脱证的急救穴。该穴禁针。

（3）中脘

定位：上腹部，前正中线上，脐上 4 寸。

主治：胃脘疼痛、恶心呕吐、嗳气吞酸、食少腹胀等。

（4）膻中

定位：胸部，前正中线上，平第 4 肋间隙，即两乳头连线的中点。

主治：咳嗽、哮喘、胸痛、心悸、乳少、呕吐等。

（十四）督脉

1. 循行及主治概要　起于小腹内，出会阴，支脉入络脑。从会阴沿骶、腰、背、项正中上头顶，下前额，经鼻柱，止于上唇内。主治神志病、热病、腰骶、背、头项局部病证及相应的内脏病证（图 10-14）。

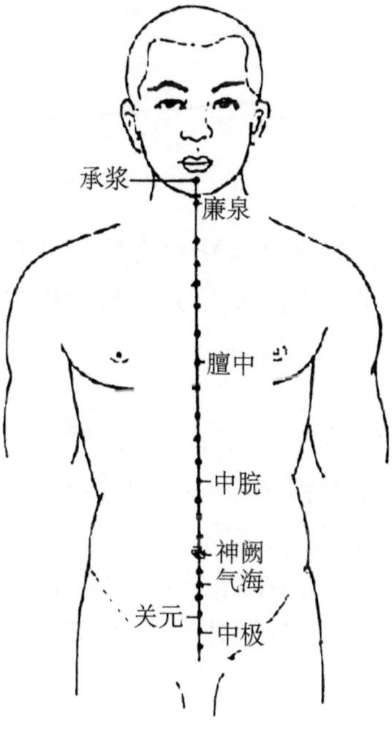

图 10-13　任脉

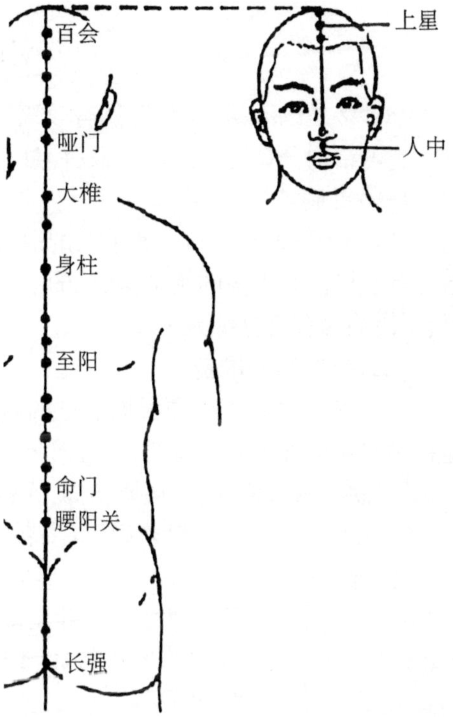

图 10-14　督脉

2. 常用腧穴

（1）命门

定位：后正中线上，第 2 腰椎棘突下凹陷处。

主治：腰痛、阳痿、遗精、月经不调、白带、不孕、不育、肾亏腰痛等生殖系统疾病，也是保健要穴。

（2）大椎

定位：后正中线上，第 7 颈椎棘突下凹陷处，取穴时头微向前俯，颈项正中最突出的椎棘下缘即是大椎穴。

主治:外感热病、咳嗽、气喘、潮热盗汗、头痛项强、癫痫、风疹等。

(3)百会

定位:头顶部,两耳尖连线的中点。当后发际正中直上 7 寸处。

主治:头痛、眩晕、惊悸、健忘、失眠、脱肛、阴挺等。

(4)人中(水沟)

定位:鼻中隔直下,在人中沟的上 1/3 与下 2/3 交点处。

主治:昏迷、晕厥、中风、中暑、休克、呼吸衰竭等急危重症、癔症、癫狂痫、急慢惊风、闪挫腰痛等,也是急救要穴之一。

第二节　毫针刺法及护理

一、毫针刺法的基本知识

毫针多是以不锈钢制成,具有较高的强度和韧性,是针灸刺法在临床上应用最广泛的工具。它的结构分针尾、针柄、针根、针身、针尖 5 部分。

(一)针刺练习

针刺练习,主要对指力和手法的锻炼。指力是指医者持针之手进针操作的力度。良好的指力是掌握针刺手法的基础,熟练的手法是运用针刺治病的条件。针刺的练习,一般分指力练习、手法练习和自身练习三步。

(二)针刺前的准备

1. *针具的选择*　先须根据所选的腧穴、患者的体质、病情等情况来选择合适的针具。实施针刺前须检查针具的情况,检查时要注意:针尖要端正不偏,无毛钩;针身要光滑挺直,圆正匀称,坚韧而富有弹性;针根要牢固,无剥蚀;针柄的金属丝要缠绕均匀、牢固。

2. *适当的体位*　一般来说,以患者感觉舒适,医师方便针刺为原则,通常选择仰卧位、俯卧位、侧卧位、仰靠坐位或俯伏坐位等体位。首次针刺的患者,应尽量选择卧位,以防晕针。

3. *针刺治疗前的心理疏导*　针刺前要做好患者心理的疏导工作,特别是初针患者,告诉患者进针的感觉,让患者从容进行针刺治疗。

三、针刺的操作方法

(一)进针法

进针一般是用右手持针,用左手固定腧穴局部,使针刺入皮肤,进入腧穴的深层。常用的进针法有以下几种。

1. *夹持进针法*　左手持消毒干棉球夹持住针身,右手拇指、示指夹持针柄,将针迅速刺入皮下,再以右手拇、示、中指进行捻转针柄,在捻转的同时将针插入腧穴的深部。此法适用于长针的进针。

2. *指切进针法*　用左手拇指端切按在腧穴位置上,右手持针,沿左手拇指指甲边缘垂直刺入皮肤,再进行捻转入腧穴的深层。此法适用于短针的进针。

3. *舒张进针法*　以左手拇、示二指将所刺腧穴部位的皮肤向两侧撑开,使皮肤绷紧,右手持针,使针从左手拇、示二指的中间刺入。此法适用于皮肤松弛部位的腧穴进针。

4. 提捏进针法　以左手拇、示二指将所刺腧穴部位的皮肤提捏起来，右手持针，从捏起部的上端刺入。此法适用于肌肉较浅薄的腧穴进针。

（二）进针的角度和深度

在针刺操作过程中，掌握正确的针刺角度、方向和深度，是增强针感、提高疗效、防止意外的关键。针刺的角度、方向和深度，要根据施术腧穴所在的具体位置、患者体质、病情需要和针刺手法等实际情况灵活掌握。

1. 角度　针刺的角度是指进针时针身与皮肤表面所形成的夹角。一般分为 3 种：针身与皮肤表面成 90°，垂直刺入者为直刺；针身与皮肤表面成 45°左右，倾斜刺入者为斜刺；针身与皮肤表面成 15°左右刺入者为平刺，又称为横刺、沿皮刺。

2. 深度　针刺的深度是指针身刺入人体内的深浅度。以既有针下得气的感觉，又不伤及组织器官为原则。但在临床操作中，还必须结合患者的体质、年龄、病情、部位等因素综合考虑。

（三）得气和行针

1. 得气　又称“针感”，是指毫针刺入腧穴一定深度后，施以提插或捻转等行针手法，使针刺部位获得经气感应。当针刺腧穴得气时，患者的针刺部位有酸胀、麻重等自觉反应，或呈现沿着一定的方向和部位传导和扩散的现象，医者的刺手亦能体会到针下有徐和沉紧、涩滞等反应。一般来说，得气迅速疗效好，得气慢或者不得气则效果不明显或无疗效。

2. 行针　毫针刺入穴位后，为了使患者产生针刺感应，或进一步调整针感的强弱，以及使针感向某一方向扩散、传导而采取的操作方法，称为“行针”，亦称“运针”。常用的行针手法有提插法、捻转法。此外还有辅助行针手法，如刮柄法、弹柄法、震颤法等。

（四）留针与出针

1. 留针法　将针刺入腧穴并施行手法后，使针留置穴内称为留针。一般病证只要针下得气而施以适当的手法后，即可出针或留针 10~20 分钟。但对一些特殊病证，如急性腹痛，破伤风，角弓反张，顽固性疼痛或痉挛性病证，可适当延长留针时间，以增强、巩固疗效。

2. 出针法　出针，又称起针、退针。出针的方法，一般是以左手拇、示指两指持消毒干棉球轻轻按压于针刺部位，右手持针做轻微的小幅度捻转，并随势将针缓慢提至皮下（不可单手用力过猛），然后出针。出针后，要用消毒棉球轻压针孔片刻，以防出血。同时检查核对针数有否遗漏，还应注意有无晕针延迟反应现象。

三、针刺的注意事项

（一）晕针

晕针是在针刺过程中患者发生的晕厥现象。

处理：立即停止针刺，将已刺之针迅速起出，让患者平卧，头部放低，松开衣带，注意保暖。轻者静卧片刻，给予热茶或温开水饮之，糖水亦可，一般可渐渐恢复。重者在行上述处理后，可选取水沟、素髎、内关、合谷、太冲、涌泉、足三里等穴指压或针刺之。

（二）滞针

滞针是指在行针时或留针后医者感觉针下涩滞，捻转、提插、出针均感困难，而患者则感觉疼痛的现象。

处理：若因患者精神紧张，或肌肉痉挛而引起的滞针，可嘱其不要紧张，医者用手指在邻近部位做循按动作，或弹动针柄，或在附近再刺一针，以宣散气血、缓解痉挛。若因单向捻转而致者，须向相反方向将针捻回。

(三)弯针

弯针是指进针时或将针刺入腧穴后，针身在体内形成弯曲的现象。

处理：出现弯针后，便不得再行提插、捻转等手法。如系轻度弯曲，可按一般拔针法，将针慢慢地退出。若弯曲较大，应注意弯曲的方向，顺着弯曲方向将针退出。如弯曲不止一处，须视针柄扭转倾斜的方向，逐渐分段退出，切勿急拔猛抽，以防断针。如患者体位改变，则应嘱患者恢复原来体位，再行退针。

(四)断针

断针又称折针，是指针体折断在患者体内。若能术前做好针具的检修和施术时加以应有的注意，是可以避免的。

处理：医者态度必须镇静，并嘱患者不要惊慌，保持原有体位，以防残端向深层陷入。若折断处针体尚有部分露于皮肤之外，可用镊子钳出。若折断处针体与皮肤相平或稍低，而尚可见到残端者，可用左手拇、示两指在针旁按压皮肤，使残端露出皮肤之外，随即用右手持镊子将针拔出。若折断部分全部深入皮下，须在X线下定位，施行外科手术取出。

(五)血肿

血肿是指针刺部位出现的皮下出血而引起肿痛的现象。

处理：若微量的皮下出血而出现局部小块青紫时，一般不必处理，可自行消退。若局部肿胀疼痛较剧，青紫面积大而且影响到活动功能时，可先做冷敷止血后，次日再做热敷。

(六)气胸

气胸是指针刺胸背部及锁骨附近穴位过深，刺穿胸腔和肺组织引起的胸闷、气短，甚者呼吸困难、血压下降等现象。

处理：发生气胸，应立即起针，嘱患者镇静，采取半卧位，切勿恐惧而翻转体位。医者宜密切观察，给予镇咳、防止感染等对症处理，一般胸腔积气少者可自然吸收，积气量大者应抽气减压，严重者需及时组织抢救。

重点提示

常用的针刺法有夹持进针法、指切进针法、提捏进针法、舒张进针法等进针手法，进针时要掌握好进针的角度、方向、深度等，进针后要施行一定的手法达到得气。针刺前要做好充分准备，以防出现晕针、滞针、断针、血肿、气胸等针刺意外的发生。

第三节　灸法及护理

一、灸法的基本知识

灸法，指的是利用特定的燃烧材料对机体一定部位进行熏灼，得以调节人体经络脏腑功能，达到治疗疾病的一种治疗方法。临床施灸的材料主要是用艾叶制成的艾绒或艾条，还有蒜、盐、附子等材料。

灸法的作用主要是温通经络、行气活血、温中散寒、回阳复脉、升举阳气、活血散瘀、消肿止痛等。

二、灸法的操作方法

临床常用的灸法有艾炷灸、艾条灸、温针灸等几种。

(一) 艾炷灸

用手搓捏成圆锥形的艾绒,按施灸的需要可以制作成大、中、小不等的艾炷。以每燃烧完 1 个艾炷称为一壮,每处一般施灸 3~7 壮。

1. 直接灸　是将制成的艾炷直接放置于要施灸的腧穴皮肤上进行烧灼来达到治疗疾病的目的,是灸法中常用的一种。直接灸分为有瘢痕直接灸和无瘢痕直接灸。有瘢痕直接灸:施灸后局部会出现水疱并化脓,在 20 分钟左右会结痂并留有瘢痕,所以该种灸法又称为化脓灸。无瘢痕直接灸:施灸后局部不会出现水疱,不化脓,所以属于无瘢痕灸。

2. 间接灸　将药物或某些介质垫在艾炷的下面,通过点燃艾炷后导热到腧穴局部而达到治疗疾病的目的。由于中间隔着药物或者其他介质,因此称之为间接灸。常用的间接灸有隔蒜灸、隔盐灸、隔附子饼灸等。

(二) 艾条灸

将艾绒用纸(常用桑皮纸)包卷成条状即艾条,点燃艾条的一端,将点燃端对准施灸的腧穴上 2cm 左右进行熏烤的一种方法。常用的艾条灸有温和灸、雀啄灸和回旋灸。

1. 温和灸　将点燃的艾条悬放在施灸部位的上方,距离皮肤 2cm 左右,当患者感觉灼热后慢慢调远艾条与皮肤的距离,固定于上方。施灸的时间要持续 15~20 分钟。温和灸适用于疼痛性疾病等。

2. 雀啄灸　将点燃的艾条对着施灸部位,接近皮肤,当患者有温热感后提高艾条,使艾条在施灸部位一上一下(即一提一放)的往返动作如雀啄食样,故名雀啄灸。每次施灸 15~20 分钟为宜。适用于晕厥、小儿患者等。

3. 温针灸　温针灸是将针和艾灸两种疗法结合来治疗疾病的方法。先在腧穴进针,得气后将点燃的艾条放置于腧穴局部进行施灸。临床上常将艾条一端插在针柄一端来施灸。温针灸适用于风寒湿痹证、阳气虚弱患者等。

三、灸法的注意事项

灸法主要适用于虚证、寒证和阴证。高热、实证患者不宜用灸法;面部不宜施瘢痕灸,以免影响容貌外观;有大血管、大神经的部位不应施灸;孕妇除非是为了调整胎位,一般不宜施灸,特别是腹部和腰骶部不能施灸;施行瘢痕灸时出现水疱要注意防止感染,水疱大者用注射器吸出液体并涂以甲紫,同时用消毒纱布包敷。

第四节　拔罐法及护理

一、拔罐的基本知识

拔罐疗法是针灸治疗中的重要疗法，在民间广泛运用。拔罐是利用燃烧、抽气等方法将罐内空气排出，造成罐中负压，吸附于施术部位，使之产生刺激并造成瘀血现象的治疗方法。

（一）罐的种类

罐的种类很多，目前临床常用的有竹罐、陶罐、玻璃罐和抽气罐等，玻璃罐应用较普遍。

（二）拔罐的作用及适应范围

1. *拔罐的作用*　拔罐法具有通经活络、行气活血、消肿止痛、祛风散寒等作用。

2. *适应范围*　临床多用于治疗疼痛性疾病，如风湿痹痛、腹痛、腰背痛、痛经、头痛等，还可用于感冒、咳嗽、哮喘、消化不良、眩晕等脏腑功能紊乱等病证。

二、拔罐的操作方法

拔罐的方法有多种，可分为火罐法、水罐法、抽气罐法，其操作方法如下。

（一）火罐法

临床常用是闪火法，即用镊子夹 95%的乙醇棉球，点燃后在罐内绕 1～2 圈抽出，迅速将罐子扣在选定的部位上。这种方法比较安全，是最常用的拔罐方法。留罐时间 10～25 分钟，起罐时指压罐边皮肤，火罐即可脱落取下。

（二）水罐法

此法一般适用于竹罐。将竹罐倒置在沸水或药液之中，煮沸 1～2 分钟，然后用镊子夹住罐底提出液面，甩去水液，趁热按在皮肤上，即能吸住。这种方法所用的药液，可根据病情决定。

（三）抽气罐法

抽气罐法将抽气罐的瓶底紧扣在应拔的部位上，用注射器或抽气筒等抽出罐内的空气，使其产生负压，即能吸住。

三、拔罐的注意事项

（一）要严格掌握禁忌证

凡中度或重度心脏病、全身性浮肿、血友病、紫癜病、咯血、白血病、高热、全身剧烈抽搐或痉挛、高度神经质、活动性肺结核、妇女月经期、极度衰弱、醉酒、过度疲劳、过饥、过饱、过渴，或吸拔部位有静脉曲张、肿瘤、皮肤病、皮肤破损，或有外伤骨折，或孕妇腰骶部、腹部等均禁用或慎用拔罐疗法。

（二）注意保暖避风，操作稳、准、快

拔罐时，室内须保持温暖，避开风口，防止受凉。拔罐的基本要求是稳、准、快。吸拔力的大小与扣罐的时机和速度，罐具大小等因素有关。

第五节　推拿法及护理

一、推拿的基本知识

（一）推拿的概述

推拿又称“按摩”，古代也称“按跷”“乔摩”，起源于人类的自我保护过程，是人类无意中发现用手按压、拍打、按摩疼痛的部位，能够使疼痛减轻或者消失，通过经验的不断积累而形成的一门医术。

（二）推拿的治疗原理

推拿是医者手法作用于腧穴或特定部位对机体生理、病理产生影响，具有疏通经络、理气活血、疏通关节、调整脏腑功能的作用，从而增强抗病能力和治疗疾病的目的。

（三）推拿的适应证

推拿最早是用于预防疾病和养生保健的方法，目前已被广泛应用于临床各个学科，特别是应用解决疼痛性疾病疗效更为显著，同时也常用于保健、美容、减肥等方面。

1. 骨伤科疾病　各种伤筋、扭伤、脱位等，如落枕、颈椎病、急性扭伤、腰肌劳损、骨质增生、骨折、关节脱位、术后功能恢复等。

2. 内科疾病　腹痛、头痛、感冒、哮喘、呃逆、高血压病、眩晕、失眠等。

3. 妇儿科疾病　痛经、月经不调、产后缺乳、产后乳汁淤积等。小儿发热、泄泻、呕吐、厌食、小儿麻痹后遗症等。

4. 外、五官科疾病　乳痈初期、压疮、术后肠粘连等；急慢性鼻炎、急性扁桃体炎、耳鸣、耳聋、近视眼等。

（四）推拿的禁忌证

推拿法应用广泛，但对某些疾病或疾病的部分阶段推拿治疗无效反而会加重病情，所以对这些疾病禁用推拿疗法。对诊断不明确的疾病，如骨折、脱位、脊柱损伤，特别是伴随有脑部损伤者，在明确诊断前不能施以推拿手法；对于急性损伤患者，如脑部损伤、内脏挫裂伤、骨折早期等；严重疾病，如心脏病、恶性肿瘤、脑血管以外等；传染性疾病和感染性疾病，如肝炎、肺结核、脑脓肿、骨髓炎等；对烧伤、烫伤及溃疡性皮炎等；急腹症及出血患者，如胃、十二指肠穿孔、外伤出血、便血、尿血等；孕妇和妇女行经期间的小腹部、腰骶部、臀部等；对年老体弱、久病体虚、过饥过饱、醉酒者等不宜手法治疗者。

二、推拿的操作方法

推拿手法分类很多，以下主要介绍几种常用基本手法。

（一）一指禅推法

以拇指端或桡侧着力，并通过往返摆动手腕部，从而使产生的力度通过拇指持续作用于施术部位或者穴位上，称为一指禅推法。

动作要领：沉肩、垂肘，手握空拳，以拇指端或桡侧着力于施术部分或穴位上，肩部、肘部、腕部及前臂协调有节律摆动，由此产生的力度传到拇指端而出现轻重交替、持续不断作用于腧穴局部上。

临床应用：一指禅推法具有舒筋活络、调和营卫、祛瘀消积、健脾和胃的功能。临床上常用于治疗内、外、妇、儿等多种疾病，其中在治疗头痛、胃痛、腹痛、面瘫、失眠、高血压病、月经不调、消化道疾病及关节疾病等效果明显。

(二)揉法

以掌、指等部位着力于一定部位或穴位局部，通过带动皮下组织做轻柔缓和回旋的揉动，称为揉法。

动作要领：

1. 掌揉法　手掌大鱼际或掌跟或手掌着力于一定部位或穴位上，腕部放松，以肘部为支点，前臂做主动摆动，带动腕做轻柔的揉动。

2. 指揉法　手指罗纹面着力于一定部位或穴位上，常用的有拇指揉，中指揉，示、中、环三指揉等。腕部放松，以肘部为支点，前臂做主动摆动，带动腕和掌指轻柔和缓的揉动。

临床应用：揉法具有宽胸理气、消积导滞、活血祛瘀、消肿止痛等作用。常用于治疗脘腹胀痛、胸闷胁痛、便秘泄泻等胃肠道疾病，以及因外伤引起的疼痛等。

(三)推法

以指、掌、肘等部位着力于一定的部位或穴位上进行单向直线推移，称为推法。

动作要领：用指、掌、肘着力于一定部位上，紧贴体表，做单方向的直线移动。

临床应用：推法可用于人体各部，能增高肌肉兴奋性，促进血液循环，并有舒筋活络，缓解肌肉痉挛等作用。可用于腰肌劳损、四肢肌肉酸痛等。

(四)摩法

以掌面或示、中、环指指面着力于在体表的一定部位上，做环形而有节奏的抚摩，称为摩法。摩法主要分为指摩法和掌摩法。

动作要领如下。

1. 掌摩法　掌面着力于一定部位，肘关节自然屈曲，腕部放松，指自然伸直，以腕关节为中心，连同前臂做节律性的环旋运动。

2. 指摩法　示、中、环指指面着力于一定的部位上，肘关节自然屈曲，腕部放松，指掌自然伸直，以腕关节为中心，连同掌指做节律性的环旋运动。

临床应用：摩法有和中理气、消积导滞、调节胃肠蠕动、活血散瘀等作用。临床上常配合揉法、推法，按法等使用。

(五)搓法

术者用双手掌面挟住患者四肢、躯干等部位进行快速的往返上下的移动，称为搓法。

动作要领：用双手掌面挟住一定的部位，相对用力做快速搓揉，同时做上下往返移动。临床应用：搓法具有调和气血、舒筋通络、放松肌肉的作用。临床常用于治疗腰背、胁肋及四肢部，以上肢部最为常用，是一种辅助手法，一般作为推拿治疗的结束手法。

(六)按法

以指、掌着力按压在体表的一定部位上，逐渐用力，按而留之，称为按法。按法分为指按法和掌按法两种。

动作要领如下。

1. 指按法　用拇指(指端或指腹)或中指，或示、中二指，或示、中、环三指等按压体表。按压时，着力指伸直，其余指张开起支持作用，协同助力或握拳。

2. 掌按法　用单掌或双掌,或双手重叠按压体表,手指自然伸开。

临床应用:按法具有放松肌肉、开通闭塞、活血止痛等作用,常用于头痛、胃脘痛、腰痛、肢体酸痛麻木等。

(七)拿法

以拇指和其余手指将一定部位肌肉向上提起,称为拿法。

动作要领:拇指和其余四指相对用力,在一定的部位和穴位上进行节律性的提捏。用力要由轻到重,不可突然用力,动作要缓和而有连贯性。

临床应用:具有祛风散寒、开窍止痛、舒筋通络等作用。常用于治疗头痛、项强、四肢关节及肌肉酸痛等。

(八)拍法

以虚掌拍打一定部位或穴位,称为拍法。

动作要领:手指自然并拢,掌指关节微屈,腕关节放松,平稳而有节奏,拍打患部。

临床应用:具有舒筋通络、行气活血的作用。常用于肩背、腰臀及下肢,治疗局部感觉迟钝、麻木、疼痛等。

三、推拿的注意事项

1. 推拿者要注意衣着形象,不佩戴首饰,指甲要修剪。

2. 推拿者应手法熟练,力度适宜,每次15~30分钟,7~10次为1个疗程。

3. 过度饥饿、疲劳、虚弱不宜推拿;严重心脏病、出血性疾病、急性传染病、开放性软组织损伤及皮肤破损不宜推拿;妇女经期、妊娠期的腰腹部不宜推拿。

重点提示

推拿是医者手法作用于腧穴或特定部位对机体生理、病理产生影响,具有疏通经络、理气活血、疏通关节、调整脏腑功能,从而增强抗病能力和治疗疾病的作用。推拿疗法广泛应用于临床各个学科。

第六节　刮痧法及护理

一、刮痧的基本知识

(一)刮痧的概述

刮痧是用刮痧板蘸刮痧油反复刮动,摩擦患者某处皮肤,以治疗疾病的一种方法。通过用边缘钝滑的刮痧器具,在人体一定部位的皮肤上刮动,使局部出现痧痕,达到祛除邪气、疏通经络、祛风散寒、清热除湿、活血化瘀、消肿止痛、增强机体自身潜在的抗病能力和免疫功能的作用。

(二)刮痧的治疗原理

1. 调整阴阳　刮痧对内脏功能有明显的调整阴阳平衡的作用,如肠蠕动亢进者,在腹部和背部等处进行刮痧,可使蠕动亢进的肠道受到抑制而恢复正常;反之,肠蠕动功能减退者,则可促进其蠕动恢复正常。这说明刮痧可以改善和调整脏腑功能,使脏腑阴阳得到平衡。

2. *活血祛瘀* 刮痧可调节肌肉的收缩和舒张,使组织间压力得到调节,以促进刮拭组织周围的血液循环,增加组织血流量,从而起到活血化瘀、祛瘀生新的作用。

3. *舒筋通络* 刮痧可增强局部血液循环,使局部组织温度升高。可在刮痧板直接刺激下,提高局部组织的痛阈。通过刮痧板的作用使紧张或痉挛的肌肉得以舒展,从而消除疼痛。

(三)刮痧的适应证

感冒、发热、中暑、头痛、肠胃病、落枕、肩周炎、腰肌劳损、肌肉痉挛、风湿性关节炎等病证。

(四)刮痧的禁忌证

1. *孕妇* 孕妇的腹部、腰骶部,妇女的乳头禁刮。

2. *血液病* 白血病,血小板减少者慎刮。

3. *心脏病* 出现心力衰竭者、肾功能衰竭者,肝硬化腹水,全身重度水肿者禁刮。

4. *下肢静脉曲张* 刮拭方向应从下向上刮,用轻手法。

5. *刮治部位的皮肤* 有溃烂、损伤、炎症都不宜用刮痧疗法,大病初愈、重病、气虚血亏及饱食、饥饿状态下也不宜刮痧。

二、刮痧的操作方法

刮痧的操作方法根据刮拭部位不同,其方法不同。

(一)头部

头部有头发覆盖,须在头发上面用面利法刮拭。不必涂刮痧润滑剂。可使用刮板薄面边缘或刮板角部刮拭,每个部位刮30次左右,刮至头皮有发热感为宜。

太阳穴:太阳穴用刮板角部从前向后或从上向下刮拭。

头部两侧:刮板竖放在头维穴至下鬓角处,沿耳上发际向后下方刮至后发际处。

头顶部:头顶部以百会穴为界,向前额发际处或从前额发际处向百会穴处,由左至右依次刮拭。

后头部:后头部从百会穴向下刮至后颈部发际处,从左至右依次刮拭。

(二)面部

面部由内向外按肌肉走向刮拭。面部出痧影响美观,因此手法须轻柔,忌用重力大面积刮拭。眼、口腔、耳、鼻病的治疗须经本人同意,才可刮出痧。

(三)肩背部

背部由上向下刮拭。一般先刮后背正中线的督脉,再刮两侧的膀胱经和夹脊穴。肩部应从颈部分别向两侧肩峰处刮拭。

(四)胸部

胸部正中线任脉天突穴到膻中穴,用刮板角部自上向下刮拭。胸部两侧以身体前正中线任脉为界,分别向左右(先左后右)用刮板整个边缘由内向外沿肋骨走向刮拭,注意隔过乳头部位。

(五)腹部

腹部由上向下刮拭。可用刮板的整个边缘或1/3边缘,自左侧依次向右侧刮。有内脏下垂者,应由下向上刮拭。

（六）四肢

四肢由近端向远端刮拭，下肢静脉曲张及下肢浮肿患者，宜采用倒刮，关节骨骼凸起部位应顺势减轻力度。

三、刮痧的注意事项

（1）刮痧前后宜饮热（温）开水，结束立即穿衣，平卧休息15分钟。

（2）刮痧尽量避风，根据具体情况确定刮痧部位及手法。

（3）刮痧后3个小时内不宜冲凉饮冷，可洗热水澡。

（4）年老体弱，经期、妊娠期妇女腰骶部不宜刮拭；有出血倾向及传染性皮肤病者不宜刮拭；过饥、过饱、过渴及过度紧张着禁止刮痧。

重点提示

刮痧是用刮痧板蘸刮痧油反复刮动，摩擦患者某处皮肤，以治疗疾病的一种方法。利用刮痧器具，刮拭经络穴位，通过良性刺激，改善局部微循环，起到祛除邪气，疏通经络，驱风散寒，活血化瘀的作用。

讨论与思考

1. 简述常用的腧穴定位方法有哪些？
2. 针刺进针的常用方法有哪些？
3. 临床上常见的针刺意外有哪些？简述晕针的处理方法。
4. 常用的灸法及适应证。
5. 常用的推拿手法有哪些？
6. 根据部位不同，刮痧的方法有哪些？

（许继艳）

第 11 章

临床常见病证护理

学习要点

1. 常见病证的主要发病机制和病证类型。
2. 常见病证辨证要点。
3. 常见病证的护理原则和方法。

中医临床常见病证护理是以中医理论阐述常见疾病的病因病机、证候特征、辨证施护及预防、康复、调摄规律的一门临床学科。本章主要对常见典型病证进行阐述，内、妇、儿每科各列举一至数个重点病证。

第一节　内科常见病证

一、感　　冒

感冒是感受外邪或时行病毒，导致机体出现恶寒、发热、鼻塞、流涕和脉浮等症状的一种常见外感疾病。一年四季皆可发生，尤以冬春易发。本病常见于现代医学的上呼吸道感染、流行性感冒等。

【护理原则】　宣肺解表。

【辨证施护】

（一）风寒证

1. 临床表现　恶寒重，发热轻，无汗，头痛，肢节酸痛，鼻塞，流清涕，咳嗽，口不渴，苔薄白，脉浮紧。

2. 药物护理　辛温解表，宣肺散寒。荆防败毒散加减，成药可用通宣理肺丸等。

3. 饮食护理　生姜 16g，葱白 1 根，加水 600ml 煮沸，放入面条适量，加入鸡蛋，出锅，加食盐适量，温热服，使微微汗出，禁食生冷黏腻。

（二）风热证

1. 临床表现　发热，微恶风寒，或有汗，鼻塞，流稠涕，头痛，咽红肿痛，咳嗽，痰黄稠，苔薄黄，脉浮数。

2. 药物护理　辛凉解表，清热宣肺。银翘散或桑菊饮加减。成药用桑菊感冒冲剂等。

3. 饮食护理　鲜芦根 30g，金银花 20g，入水煮沸约 5 分钟，取汁，入绿豆 20g，代茶口服。

（三）气虚证

1. 临床表现　素体虚弱，反复发作，恶风，或发热，热势不高，鼻塞，流涕，自汗，乏力，气短，咳嗽、咳痰无力，舌质淡，苔薄白，脉浮而无力。

2. 药物护理　益气解表。参苏饮加减。成药可用玉屏风口服液等。

3. 饮食护理　黄芪 20g，山药 30g，粳米适量，加水煮粥食用。

【健康指导】

1. 加强体育锻炼，注意防寒保暖，积极防病抗病。

2. 适当休息，多饮水，饮食以清淡素食为宜。

3. 发汗不可过度，以全身微汗为佳。

重点提示

感冒风寒、风热、气虚证的辨别：风寒感冒，恶寒发热，寒重热轻，头身疼痛明显，脉浮紧；风热感冒，恶寒发热，热重寒轻，咽红肿痛，痰涕黄稠，脉浮数；气虚感冒，常见于年老或体弱之人，反复感冒，发热不甚，伴倦怠乏力，脉浮无力。

二、头　　痛

头痛是以头部疼痛为主要临床特征的常见病证。临床上有外感和内伤之分。外感头痛多由外感病邪侵袭头部所致，属实证；内伤头痛多由内伤导致，属虚证或虚实夹杂证。本病常见于现代医学的偏头痛、三叉神经痛、周期性偏头痛、紧张性头痛及慢性阵发性头痛等。

【护理原则】　头痛的护理“须分内外虚实”，外感所致多属实，治疗当以祛邪通络为主；内伤所致多属虚，治疗以补虚为要；虚实夹杂者，当扶正祛邪并举。

【辨证施护】

（一）外感头痛

1. 风寒证

（1）临床表现：起病较急，头痛甚，痛连项背，恶寒，口不渴，苔薄白，脉浮紧。

（2）药物护理：祛风散寒，通络止痛。川芎茶调散加减。

（3）饮食护理：防风 10g，葱白 2 根，煎取汁，加糯米适量，煮粥食用。

2. 风热证

（1）临床表现：起病急，头涨痛，发热恶风，口渴欲饮，面红目赤，舌红苔薄黄，脉浮数。

（2）药物护理：疏风清热，通络止痛。芎芷石膏汤加减。

（3）饮食护理：葛根 30g，煎取汁，加糯米适量，煮粥食用。

3. 风湿证

（1）临床表现：头痛如裹，肢体困重，胸闷呕恶，或便溏，苔白腻，脉濡。

（2）药物护理：祛风胜湿，通络止痛。羌活胜湿汤加减。

(3)饮食护理:用藿香9g,佩兰9g,紫苏叶6g,开水冲代茶饮。

(二)内伤头痛

1. 肝阳上亢证

(1)临床表现:头涨痛伴眩晕,心烦易怒,面赤口苦,或兼耳鸣胁痛,夜寐不安,失眠多梦,腰膝酸软,舌红少津,脉弦细数。

(2)药物护理:平肝潜阳。天麻钩藤饮加减。

(3)饮食护理:白菊花10g,决明子10g,开水冲代茶饮。

2. 肾虚证

(1)临床表现:头空痛,眩晕耳鸣,腰膝酸软,遗精,带下,失眠健忘,舌红少苔,脉沉细而弱。

(2)药物护理:滋阴补肾。六味地黄丸或大补元煎加减。

(3)饮食护理:黑芝麻30g,粳米100g,同煮粥食用。

3. 气血亏虚证

(1)临床表现:头痛而晕,遇劳加重,面色少华,心悸不安,自汗,气短,神疲乏力,舌淡苔薄白,脉沉细而弱。

(2)药物护理:益气补血。八珍汤加减。

(3)饮食护理:大枣15g,饴糖18g,水煎代茶饮。

4. 痰浊证

(1)临床表现:头痛昏蒙,胸脘痞闷,呕恶痰涎,苔白腻,脉滑或弦滑。

(2)药物护理:健脾祛痰,化浊止痛。半夏白术天麻汤加减。

(3)饮食护理:薏苡仁30g,糯米100g,同煮食用。

5. 瘀血证

(1)临床表现:头痛如刺,入夜尤甚,痛处固定不移,舌紫或有瘀斑、瘀点,苔薄白,脉沉细或细涩。

(2)药物护理:活血祛瘀,通窍止痛。通窍活血汤加减。

(3)饮食护理:红花3g,茶叶3g,开水冲代茶饮用。

【健康指导】 避寒暑,节饮食,畅情志,慎起居。

重点提示

外感头痛与内伤头痛的辨别:外感头痛发病较急,病程短,疼痛较剧,持续不止,常伴见发热恶寒等邪气在表的症状;内伤头痛一般起病较缓,病程长,痛势较缓,时作时止,常兼见肝、脾、肾等脏腑功能失调的表现。

三、黄　疸

黄疸是以目黄、身黄、尿黄为主要临床表现的一种肝胆病证。临床分为阳黄、阴黄、急黄三类。常见于现代医学的肝细胞性黄疸、溶血性黄疸、肝硬化、胆石症和肝胆肿瘤等疾病。

【护理原则】 健脾利湿,利胆退黄为主。据黄疸类型不同分施以清热利湿、温中化湿或解毒开窍。

【辨证施护】

(一)阳黄(肝胆湿热证)

1. 临床表现　初起目黄,迅速至全身发黄,色泽鲜明,或壮热口渴,口干口苦,大便秘结,小便色黄,舌红苔黄腻,脉弦滑数。

2. 药物护理　清热祛湿,利胆退黄,通腑化滞。茵陈蒿汤加减。

3. 饮食护理　茵陈 30g,煎水,冰糖调味,代茶饮。

(二)急黄(疫毒炽盛证)

1. 临床表现　起病急骤,黄疸迅速加深,身目呈深黄色,壮热烦渴,或神昏谵语,或衄血尿血,或有腹水,继之嗜睡昏迷,舌质红绛,苔黄褐干燥,脉洪大。

2. 药物护理　清热解毒,凉血开窍。安宫牛黄丸或清开灵注射液。

3. 饮食护理　暂时禁食。

(三)阴黄(寒湿阻遏证)

1. 临床表现　身目俱黄,黄色如烟熏,脘腹胀闷,痞满食少,神疲乏力,纳少便溏,口淡不渴,舌淡,苔白腻,脉沉迟。

2. 药物护理　温中健脾,利胆化湿。茵陈术附汤加减。

3. 饮食护理　茵陈 30g,麦芽 10g,生姜 15g,大枣 15g,粳米 100g,共煮粥食用。

【健康指导】

1. 精神调摄,解除顾虑,畅达情志。

2. 起居有常,饮食有节,忌肥甘油腻饮食或对肝脏有损害的药物。

重点提示

1. 黄疸的主症　以目黄、身黄、小便黄为主症,其中目黄为必有的症状。

2. 阳黄、阴黄、急黄的鉴别　黄疸以目睛发黄最为突出,又分为阳黄、阴黄、急黄。阳黄,黄色鲜明,伴发热、口渴、苔黄腻等明显湿热之象;阴黄,黄色晦暗如烟熏,伴有神疲畏寒,苔白腻、脉濡缓等明显寒湿之象;急黄,其黄色如金,伴有高热烦渴,神昏谵语等热入心营之候。

四、消　渴

消渴是以多饮、多食、多尿、乏力、形体消瘦,或尿有甜味为典型临床特征的一种疾病。根据临床表现的不同有上消、中消、下消之分。本病与西医学的糖尿病基本一致。

【护理原则】　清热润燥,养阴生津。针对并发症的不同病情,给予适当的辨证、辨病施护。

【辨证施护】

(一)上消(肺热津伤证)

1. 临床表现　烦渴多饮,口干咽燥,多食易饥,小便多,大便干结,舌尖红,苔薄黄,脉洪数。

2. 药物护理　清热润肺、生津止渴。消渴方加减。

3. 饮食护理　麦冬10g，天冬10g，开水冲代茶饮。

（二）中消（胃热炽盛证）

1. 临床表现　多食易饥，口干欲饮，多尿，形体消瘦，大便干，舌红苔黄，脉滑有力。

2. 药物护理　清胃泻火，养阴增液。玉女煎加减。

3. 饮食护理　石斛15g，麦冬15g，开水冲代茶饮。

（三）下消（肾虚证）

1. 临床表现　尿频量多，混浊如脂膏，腰膝酸软，四肢欠温，乏力，头晕耳鸣，口干唇燥，舌苔干，脉沉细无力。

2. 药物护理　温阳滋阴，益气固肾。六味地黄丸或金匮肾气丸加减。

3. 饮食护理　熟地黄30g，小米100g，共煮粥食用。

【健康指导】

1. 严格控制饮食，定时定量进餐，限制粮食、油脂的摄入。

2. 生活起居有节，适度锻炼，劳逸结合。

3. 戒烟酒、浓茶及咖啡等。

重点提示

1. 消渴病以多尿、多饮、多食、倦怠乏力，形体消瘦，或尿有甜味为其证候特征。

2. 上消、中消、下消的区别：以肺燥为主，多饮症状较突出者，称为上消；以胃热为主，多食症状较为突出者，称为中消；以肾虚为主，多尿症状较为突出者，称为下消。

五、痹　证

痹证是以肌肉、筋骨、关节出现酸痛、麻木、重着、屈伸不利、甚则关节肿大、灼热为主要临床表现的疾病。根据临床表现不同，常有行痹、痛痹、着痹、热痹的分类。本病常见于现代医学的风湿性关节炎、类风湿关节炎、风湿热、骨性关节炎、坐骨神经痛等疾病。

【护理原则】　祛邪通络，缓急止痛。

【辨证施护】

（一）行痹

1. 临床表现　肢体关节肌肉酸痛，痛处游走不定，舌苔薄白或薄腻，脉浮紧。

2. 药物护理　祛风通络，散寒除湿。宣痹达经汤加减。

3. 饮食护理　荆芥30g，防风30g，水煎取汁，另以粳米100g，共煮粥食用。

（二）痛痹

1. 临床表现　肢体关节疼痛较剧，遇冷痛甚，得热则减，触之不热，苔薄白，脉弦紧。

2. 药物护理　温经散寒，祛风除湿。乌头汤加减。

3. 饮食护理　白花蛇1条，天麻、秦艽、羌活、当归、防风、五加皮各50g，捣碎，置容器中，入白酒1500ml，密封，浸泡20天后，每次饮30~50ml，每日1次。

（三）着痹

1. 临床表现　肢体关节疼痛重着、酸楚，肌肤麻木，手足困重，舌苔白腻，脉濡缓。

2. 药物护理　除湿通络，祛风散寒。蠲痹汤加减。

3. 饮食护理　木瓜 10g，薏苡仁 30g，粳米 100g，共煮粥食用。

（四）热痹

1. 临床表现　肢体关节疼痛，患处红、肿、热、痛，痛势剧烈，得冷则缓，或兼发热，烦渴，舌质红，苔黄，脉滑数。

2. 药物护理　清热通络，祛风除湿。白虎加桂枝汤加减。

3. 饮食护理　忍冬藤 30g，水煎代茶饮。

【健康指导】

1. 适度锻炼身体，增强机体御邪能力。
2. 起居有常，注意保暖，避免风寒。
3. 肿痛甚者应注意休息，减少活动。

重点提示

行痹、痛痹、热痹、着痹的鉴别：行痹，以感受风邪为主，以疼痛部位游走不定为主症；痛痹，以感受寒邪为主，以部位固定、疼痛剧烈、遇寒加重、得温痛减为主症；着痹，以感受湿邪为主，以痛有定处、肢体关节酸痛、肿胀沉重，肌肤不仁等为主症；热痹，以感受风热之邪为主，以肢体关节疼痛，痛处焮红灼热，筋脉拘急为主症。

第二节　妇科常见病证

一、月经不调

月经不调是以月经周期、经期、经量、经色和经质异常等一系列病理变化为主要表现的病证。本病与西医学中的排卵型功能失调性子宫出血、子宫内膜异位症、盆腔炎、子宫肌瘤等疾病大体类同。

【护理原则】　总体以活血调经为主，随证辨证施护。

【辨证施护】

（一）气虚证

1. 临床表现　经期提前，色淡质稀，神疲乏力，气短懒言，小腹空坠，或头晕耳鸣，小便频数，舌质淡，苔薄白，脉细无力。

2. 药物护理　补脾益气，固冲调经。归脾汤加减，成药用补中益气丸。

3. 饮食护理　党参、黄芪各 15g，大枣适量水煎取汁，加入粳米 100g 煮粥服食。

（二）血热证

1. 阴虚血热证

（1）临床表现：经期提前，月经量少，色红质稠，两颧潮红，手足心热，舌质红，苔少，脉细数。

(2)药物护理:养阴清热,凉血调经。两地汤加减,成药可用乌鸡白凤丸。

(3)饮食护理:清炖甲鱼汤服食。

2. 阳盛血热证

(1)临床表现:经期提前,月经量多,色紫质稠,心胸烦闷,渴喜冷饮,大便干结,小便短赤,舌红苔黄,脉滑数。

(2)药物护理:清热降火,凉血调经。清经散加减。

(3)饮食护理:用荠菜花15g,水煎服,每日1剂。

3. 肝郁血热证

(1)临床表现:经期提前,经色紫红,质稠有块,经前乳房、胸胁、少腹胀痛,烦躁易怒,口苦咽干,舌红苔黄,脉弦数。

(2)药物护理:清肝解郁,凉血调经。丹栀逍遥散加减。

(3)饮食护理:栀子10g,夏枯草10g,煎取汁,入粳米50g共煮粥,服食。

(三)血虚证

1. 临床表现　经期错后,月经量少,色淡质稀,头晕眼花,心悸,失眠,面色萎黄,舌淡苔薄,脉细无力。

2. 药物护理　补血调经。滋血汤加减,成药用八珍益母丸。

3. 饮食护理　当归15g水煎取汁,与粳米、大枣、红糖,共煮粥食用。

(四)血寒证

1. 临床表现　经期错后,经行量少,色黯红,小腹冷痛,得热痛减,形寒肢冷,腰疲乏力,面色青白,舌黯淡,苔白,脉沉迟。

2. 药物护理　温经散寒,活血调经。温经汤加减,成药可用艾附暖宫丸。

3. 饮食护理　用羊肉500g,当归15g,生姜20g,煮至烂熟,饮汤食肉。

(五)气滞证

1. 临床表现　经期错后,月经量少,精神抑郁,胸闷不舒,乳胀胁痛,小腹胀痛,脉弦。

2. 药物护理　理气行滞,活血调经。乌药汤加减,成药用七制香附丸。

3. 饮食护理　可将玫瑰花、月季花各15g,红糖适量共煎汤,冲甜酒服用。

(六)血瘀证

1. 临床表现　经色紫黯,质稠,夹有血块,经行腹痛,小腹疼痛拒按,舌质紫黯或有瘀点,脉涩有力。

2. 药物护理　活血化瘀,理血调经。逐瘀止血汤加减,成药用活血调经片。

3. 饮食护理　以益母草60g,水煎取汁,加入粳米100g,煮粥服食。

(七)肝郁证

1. 临床表现　经色黯红,有血块,或经行不畅,乳胁、少腹胀痛,胸闷抑郁,时欲太息,嗳气食少,苔薄,脉弦。

2. 药物护理　疏肝解郁。逍遥丸加减。

3. 饮食护理　将玫瑰花、月季花、红花各5g,以沸水闷泡10分钟代茶饮用。

(八)肾虚证

1. 临床表现　经量少、色淡、质稀,头晕,耳鸣,腰腿酸软,手足心热,夜寐不宁,小便频数,舌淡,苔薄,脉沉细。

2. 药物护理　温阳益阴,调经止痛。金匮肾气丸合一贯煎加减。

3. 饮食护理　可用肉桂 5g,粳米 50g,加入红糖适量,煮粥服用。

(九)痰湿证

1. 临床表现　月经量少,色淡质黏,头晕,心悸气短,胸闷恶心,带下量多,舌淡胖,苔白腻,脉滑。

2. 药物护理　燥湿化痰,活血调经。芎归二陈汤加减,成药用苍附导痰丸。

3. 饮食护理　用薏苡仁、粳米各 50g,煮粥服用。

【健康指导】

1. 平时适当增加营养,忌食生冷、辛辣、刺激性食物。

2. 经期应避免剧烈运动和劳累。

3. 保持良好心绪,消除郁怒,保持心情舒畅。

重点提示

月经病的辨证内容:月经病的辨证须从月经的周期、经量、经色、经质及伴随月经周期出现的症状,同时结合全身表现进行综合分析。

二、痛　　经

痛经是妇女经期或经行前后,出现以周期性小腹疼痛,甚至剧痛等表现为主的一类病证。相当于西医学中的各类原发性和继发性痛经。

【护理原则】　以调理冲任,活血止痛为主,随证辨证施护。

【辨证施护】

(一)肾气亏损证

1. 临床表现　经期或经后小腹隐隐作痛,喜按,月经量少,色淡质稀,头晕耳鸣,腰酸腿软,小便清长,舌淡苔薄,脉沉细。

2. 药物护理　补肾填精,养血止痛。调肝汤加减。

3. 饮食护理　以菟丝子 30g,水煎取汁,加入粳米 100g,煮粥服食。

(二)气血虚弱证

1. 临床表现　经期或经后小腹隐痛喜按,月经量少,色淡质稀,面色苍白,神疲乏力,头晕心悸,失眠多梦,舌淡苔薄,脉细弱。

2. 药物护理　补气养血,和中止痛。黄芪建中汤加减,成药用人参养荣丸。

3. 饮食护理　将当归 15g,羊肉 500g,切细,与粳米 100g,共同煮粥服食。

(三)气滞血瘀证

1. 临床表现　经前或经期,小腹胀痛,或刺痛拒按,胸胁、乳房胀痛,经行不畅,经色紫黯,夹有血块,舌质紫黯,有瘀点或瘀斑,脉弦涩有力。

2. 药物护理　活血化瘀,行气止痛。膈下逐瘀汤加减,成药用或妇女痛经丸。

3. 饮食护理　可用桃仁10g,生地黄30g,水煎取汁,加入粳米100g,红糖适量,煮粥服食。

(四)寒凝血瘀证

1. 临床表现　经前或经期小腹冷痛,拒按,得热痛减,经血量少,经色黯,面色青白,畏寒肢冷,舌黯,苔白,脉沉紧。

2. 药物护理　温经散寒,祛瘀止痛。温经汤加减。

3. 饮食护理　用艾叶10g,生姜2片,红糖适量,水煎服,每日2次。

(五)湿热蕴结证

1. 临床表现　经前或经期小腹灼痛,拒按,痛连腰骶,量多或经期长,经色紫红,质稠或有血块,带下量多,黄稠臭秽,小便黄赤,舌红,苔黄腻,脉滑数。

2. 药物护理　清热除湿,化瘀止痛。清热调血汤加减,成药可用活血调经片。

3. 饮食护理　以粳米100g,调入栀子仁末10g,共煮粥服食。

【健康指导】

1. 平素饮食宜清淡,忌辛辣、刺激之物。
2. 注意及时增减衣物,防受外邪。
3. 避免过度劳累,节制房事,保持心情舒畅。

重点提示

痛经的发生与冲任、胞宫的周期性生理变化密切相关。主要病机在于邪气内伏或精血素亏,更值经期前后冲任二脉气血的生理变化急骤,导致胞宫的气血运行不畅,"不通则痛",或胞宫失于濡养,"不荣则痛",故使痛经发作。

第三节　儿科常见病证

一、食　　积

小儿食积是以小儿不思乳食,腹胀嗳腐,大便酸臭或便秘为特征的一类疾病。临床上有虚实之别。本病与西医学的消化不良相近。

【护理原则】　实证:消食导滞;虚中夹实证:健脾消食,消补兼施。

【辨证施护】

(一)乳食内积证

1. 临床表现　不思乳食或拒食,脘腹胀满,疼痛拒按;或呕吐酸馊乳食,烦躁哭闹,夜卧不安,低热,肚腹热甚,大便秽臭,舌红苔腻,脉滑数。

2. 药物护理　消乳消食,化积导滞。消乳丸加减,成药用儿康宁。

3. 饮食护理　神曲10g,水煎取汁,入粳米同煮为粥,分2次服用。

(二)脾虚夹积证

1. 临床表现　神倦乏力,面色萎黄,形体消瘦,不思乳食,食则饱胀,腹满喜按,呕吐酸馊乳食,大便溏薄,舌淡红,苔白腻,脉沉细而滑。

2. 药物护理　健脾助运，消补兼施。健脾丸加减。

3. 饮食护理　山药、莲子各 10g，大枣 5 枚，粳米 50g，共煮粥，分 2 次服用。

【健康指导】

1. 尽量母乳喂养，乳食宜定时定量，不应过饥过饱；添加辅食，不应偏、杂。

2. 平时应保持大便通畅，养成良好的排便习惯。

3. 呕吐者可暂禁食 3~6 小时，或给予生姜汁数滴，加少许糖水饮服。

重点提示

食积的虚实辨证要点：病程短，脘腹胀痛拒按，或伴低热，哭闹不安，多属实证；病程较长，脘腹胀满喜按，神疲形瘦，多属虚中夹实证。

二、遗　　尿

遗尿是指 3 岁以上的小儿睡中小便自遗，醒后方觉的一种病证。临床上以虚实分别。本病与西医学的遗尿症相近。

【护理原则】　虚证：温肾固涩，健脾补肺为主；实证：泻肝清热利湿。

【辨证施护】

（一）肾气不固证

1. 临床表现　遗尿，甚则一夜数次，尿清而长，面白肢冷，神疲乏力，腰腿酸软，舌淡苔薄白，脉沉细无力。

2. 药物护理　温肾助阳，涩尿止遗。菟丝子散加减，成药用缩泉丸。

3. 饮食护理　用桑螵蛸 3g，炒焦研为末，加红糖少许，用温开水调服。

（二）脾肺气虚证

1. 临床表现　睡中遗尿，神倦乏力，面色少华，常自汗出，食欲缺乏，大便溏薄，舌淡苔薄，脉细无力。

2. 药物护理　益气健脾，培元缩尿。补中益气汤合缩泉丸加减。

3. 饮食护理　益智仁 12g，石菖蒲 10g，桑螵蛸 15g，猪膀胱 1 个。猪膀胱洗净先煎 30 分钟，再与其他药合煎 30 分钟，去渣取汁，分 2 次口服。

（三）肝经湿热证

1. 临床表现　睡中遗尿，尿黄量少，尿味臊臭，性情急躁，舌红，苔黄腻，脉弦数。

2. 药物护理　泻肝清热利湿。龙胆泻肝汤加减。

3. 饮食护理　红小豆 30g，以水适量煎煮，取汁，分 2 次口服。

【健康指导】

1. 自幼儿起养成按时排尿的习惯。

2. 对于遗尿患儿须耐心教育和引导，切忌打骂，帮助患儿消除怕羞和紧张情绪，建立起战胜疾病的信心。

3. 每日晚饭后注意控制饮水量。

重点提示

婴幼儿及学龄前儿童偶发遗尿者，均非病态。3岁以上的儿童，睡中经常遗尿，则为病态，方称遗尿。

讨论与思考

1. 风寒、风热和气虚感冒如何鉴别？
2. 黄疸中阳黄、阴黄和急黄的主要特点各是什么？
3. 消渴病的上消、中消、下消如何辨别？
4. 痹证通常有哪些分型？这些分型之间是如何区别的？
5. 痛经的常见病因有哪些？该如何辨证施护？

（胡大胜）

附录　实　训

实训一　病案讨论

【实训目的】

1. 通过讨论分析病案,进一步理解病因与病机的含义。

2. 通过对病因的认识和病机的辨析,锻炼学生的分析和判断能力。

【实训物品】　多媒体、病案。

【实训方法】　教师在多媒体上展示病案,组织学生先分组讨论,后由老师带领,集体分析,得出病案的病因和病机。

【实训内容】

病案 1　张某,男,35 岁,工人。

主诉:发热 2 天。

现病史:病人 2 天前因淋雨引起感冒。症见:发热,微恶风寒,汗少,周身疼痛,头重如裹,鼻塞流浊涕,咳嗽痰黏,心烦,口渴不多饮,胸闷,恶心欲呕,食欲减退,小便短赤,舌苔薄黄而腻,脉濡数。

体格检查:T 39.5℃,P 85 次/分,R 18 次/分,BP 130/70mmHg,形体肥胖,双肺呼吸音增粗,未闻及明显干、湿啰音。心界不大,心率 85 次/分,律齐,无杂音。理化检查:①血常规:WBC 11.5×10^9/L,N 0.77。②X 线胸片:肺部纹理增粗、紊乱。

讨论分析

(1)患者感受了哪种病邪?

(2)病例中哪些症状与体征可以反映该邪的性质与致病特点?

病案 2　赵某,女,36 岁,已婚。

主诉:哭笑无常,自言自语 50 余天。

病史:因事不遂而致哭笑无常,自言自语,已 40 余天,阵发性发作。近来病情加重,发作期间,神志不清,胡言乱语,四肢抽搐,昼夜不眠。平素性情忧郁,胸胁胀闷喜叹气,神志时清时昧,躁扰不安,时或暴怒,时或悲泣,生活不能自理。舌淡,苔薄白,脉弦数细。

讨论分析

(1)该病是什么病因引起的?病位在哪些脏腑?

(2)结合患者的发病及临床表现谈谈七情的致病特点。

【实训报告】　根据实训结论,写出实训报告。

(朱文慧)

实训二　舌诊、脉诊模拟训练

【实训目的】

1. 通过观察舌象模型,学习望舌的方法和常见舌象的特点及临床意义。

2. 通过互相诊脉,学习脉诊操作方法和常见脉象的脉象特征、临床意义。

3. 通过实训,学会与患者沟通和分析判断能力。

【实训物品】 舌诊模型、多媒体投影仪。

【实训方法】

1. 分组观察舌诊模型。

2. 同学相互之间诊脉。

【实训内容】

(一)望舌

1. 分组观察舌诊模型 舌质模型的颜色、形态及结构:正常舌、淡白舌、淡白胖嫩舌、红舌、舌红少津、舌尖红起刺、绛舌、紫舌、紫黯胖舌、淡紫青滑舌、绛紫干焦舌、歪舌、镜面舌、红绛裂纹舌、淡胖裂纹舌等。

舌苔模型的形态及结构黄白苔(舌质正常)、黄白苔(舌质红)、黄白微黄苔、白水滑苔、白腻苔、白厚而干苔、薄黄苔、黄腻苔、黄黏腻苔、黄燥苔、焦黄苔、黑而干焦苔、黑而滑腻苔、花剥苔。

2. 分组相互观察正常舌象 掌握正常舌象的形态、结构、特点。

(二)脉诊

1. 集体观看脉诊录像片,熟悉正确的切脉方法。

2. 同学们相互之间诊脉,体会常脉的特征:了解迟、数、细、洪、滑、涩、弦、紧、虚、实、浮、沉等脉象。

【实训报告】

根据观察和体验结果,写出实训报告。

表1 舌象观察结果分析

序号	舌质	舌苔	临床意义
1			
2			
3			
4			
5			

表2 脉象诊察结果分析

序号	脉位	脉力	脉率	脉形	脉势	脉象名称	临床意义
1							
2							
3							
4							
5							

(朱文慧)

实训三 中药汤剂煎煮法

【实训目的】

1. 掌握常规中药汤剂煎煮法的操作。

2. 熟悉特殊煎法的药物种类。

3. 严格遵守中药汤剂煎煮法操作流程。

【实训物品】

1. 待煎中药饮片。

2. 煎药器皿 带盖砂锅、或家用电煎药炉、生活饮用水、加盖容器、搅拌棒、盛药容器、纱布、量杯、药瓶(烧杯也可,500ml、250ml 各若干个)。

【实训方法】

1. 浸泡中药 将待煎中药放入砂锅内,另冷水至高过药物的 2~3cm 处,浸泡 20~30 分钟。

2. 煎煮中药

(1)一煎:药物泡好后,先取武火煮沸后改用文火保持微沸状态,煎煮 20~30 分钟,用过滤器将煎出的汤液滤出,为 150~200 毫升,放入盛药容器内。

(2)二煎:第二煎时加冷水至高过药物的 1~2cm 处。火候要求参照第一煎。煎煮 10~15 分钟,滤出药液约 150~200ml,装入盛药容器,将两次煎出的汤剂混匀,倒入 500ml 药瓶中。

3. 在药瓶标签上注明煎煮方药名称、剂数及煎药日期。

4. 整理用物,洗手。

5. 记录操作过程,如药物种类、煎煮方法、煎煮次数及时间、煎出汤药剂量、服药方法等,签名。

6. 特殊药物的煎煮法

(1)先煎药物:矿物质或贝壳类及有毒类药物如龙骨、牡蛎、川乌、附子、龟甲、鳖甲等。

(2)后下药物:气味芳香类药如木香、砂仁、薄荷、沉香、青蒿、大黄、钩藤等。

(3)包煎药物:粉末状或细小种子或有绒毛的药如车前子、滑石、旋覆花、赤石脂等。

(4)烊化药物:胶质、黏性大的药物如饴糖、阿胶、鹿角胶等。

(5)另煎(另炖):贵重类药物如人参、羚羊角片、鹿角等。

【注意事项】

1. 煎药忌用铁、铜、铝、锡等金属器具。

2. 用水量应视药量、药物质地的吸水性及煎煮时间而定。用冷水把药材泡透,煎药加水应一次性加足为宜,不可在煎药过程中反复加水,更不能把药煎干再添水重煎。

3. 注意煎煮火候,避免全程用武火煎煮,避免药液溢出或水分蒸发过快。

(朱文慧)

实训四 十四经脉走向和常见腧穴定位

【实训目的】

1. 掌握十四经脉的走向,加深学生对十四经脉的理解。

2. 能运用腧穴定位法,熟练给常用穴位定位。

【实训物品】 针灸模型人、穴位挂图等。

【实训方法】

1. 组织学生观看穴位挂图、模型人。

2. 学生分组取穴，并定出穴位位置。

3. 教师巡回指导，发现错误及时纠正。

【实训内容】

1. 观察十二正经的走向、交接规律及任、督二脉在体表的循行分布。

2. 两个同学们之间相互在对方身上给下列穴位定位：尺泽、合谷、曲池、地仓、犊鼻、足三里、三阴交、神门、睛明、肾俞、太溪、内关、风池、环跳、太冲、大椎、百会、人中、中脘、神阙、膻中。

【注意事项】

1. 实训时分组进行，尊重个人隐私。

2. 若试验时值冬季，注意保暖。

（朱文慧）

实训五 灸法、拔罐法练习

【实训目的】

1. 掌握艾灸的基本方法。

2. 掌握闪火法拔罐、留罐、起罐的方法。

【实训物品】

1. 艾条、打火机、姜蒜切片。

2. 中号玻璃罐、95%乙醇、棉球、止血钳或镊子。

3. 搪瓷废物盆1个。

【实训方法和内容】

（一）灸法

带教老师点燃艾条一端，对准足三里施灸，重点演示温和灸和雀啄灸。用少许艾绒搓成艾炷演示隔姜灸和隔蒜灸。依次操作，学生反复练习。

（二）拔罐法

试验者取俯卧位。带教老师位于试验者右边，左手拿镊子或止血钳夹住95%乙醇棉球点燃，伸进右手所持玻璃罐中停留片刻后迅速抽出，再将玻璃罐扣在背部膀胱经循行部位，留罐片刻拔起，起罐时用一指轻按住罐旁，使空气透进罐内，罐即取下。依次操作，学生反复练习。

【注意事项】

1. 施灸时防艾炷脱落烧伤皮肤。

2. 因实训中用火，带教老师应加强巡视，防止发生火灾。

（朱文慧）

实训六 推拿手法练习

【实训目的】 熟练掌握推法、拿法、按法、揉法、搓法、拍法的操作方法。

【实训物品】 按摩床、按摩枕、按摩巾等。

【实训方法和内容】

1. 推法 被练习者取俯卧位,练习者推其背腰膀胱经(掌根着力,沿走向每条线3遍)。

2. 拿法 被练习者取俯卧位,练习者拿其肩井(提、捏、揉3种方法的结合,2分钟)。

3. 按法 被练习者取俯卧位,练习者指按其肾俞(拇指指腹着力,按揉两侧肾俞,每侧2分钟)。

4. 揉法 被练习者取仰卧位,练习者揉其曲池、内关、外关、合谷(拇指指腹按于穴位揉,每穴1分钟)。练习者取俯卧位,练习者揉其风池、风府(中指或示、环指协同着力,每穴1分钟)。

5. 搓法 被练习者取仰卧位,练习者掌搓其上肢(手掌着力,自上而下搓揉上肢5遍)。

6. 拍法 被练习者取俯卧位,练习者掌拍其肩背、腰臀、下肢(反复5遍)。

【注意事项】

1. 各种急性传染病、感染性疾病、皮肤病变部位、恶性肿瘤、出血部位、骨折移位、关节脱位、极度疲劳或醉酒后、严重心脏病和精神病者禁用推拿。

2. 操作时手法必须具备一定的力量,动作持续不变形,节奏一致,切忌生硬粗暴。

3. 女性经期腹部和腰骶部不宜推拿。

(朱文慧)

《中医护理》数字化辅助教学资料

一、网络教学资料

1. 网址 www.ecsponline.com/topic.php？topic_id=29

2. 内容

(1)教学大纲及学时安排

(2)教学用 PPT 课件

二、手机版数字化辅助学习资料

1. 网址(二维码)

2. 内容

(1)知识点/考点标注

(2)练习题:每本教材一套,含问答题、填空题、选择题等多种形式

(3)模拟试卷

三、相关选择题答案

第 3 章　藏象

1. B　2. C　3. C　4. E　5. C　6. A　7. E　8. D　9. E　10. B　11. E　12. A　13. E　14. D　15. A

第 5 章　病因病机

1. B　2. A　3. D　4. B　5. B　6. C　7. C　8. D　9. C　10. E　11. A

第 6 章　诊法

1. A

第 9 章　中药护理

1. D　2. D

参考文献

陈以国 . 2008. 社区中医适宜技术 . 北京:中国中医药出版社 .
贾春华 . 2000. 中医护理 . 北京:人民卫生出版社 .
李德新 . 2000. 中医基础 . 北京:中国中医药出版社 .
罗永芬 . 1994. 腧穴学 . 上海:上海科学技术出版社 .
潘登善 . 2013. 中医护理 . 武汉:华中科技大学出版社 .
石学敏 . 2006. 针灸推拿学 . 北京:中国中医药出版社 .
温茂兴 . 2013. 中医护理学 . 北京:高等教育出版社 .
杨永庆 . 2013. 中医护理 . 武汉:华中科技大学出版社 .
俞大方 . 1985. 中医推拿学 . 北京:人民卫生出版社 .
袁秀英 . 2004. 中医护理学 . 北京:人民卫生出版社 .
赵从玲 . 2010. 中医护理 . 北京:人民军医出版社 .